임상에 적용하기 쉬운

나가노식 치료

역자 박병희 세명대학교 한의과대학을 졸업하고 현재 개원의로서 경남 진해에서 약손한의원을 운영하고 있다. 역서로 《유취방광의해설》과 《임상응용 한방처방해설》이 있다.

よくわかる長野式治療
日本鍼灸のスタンダードをめざして
YOKU WAKARU NAGANOSHIKI CHIRYO
NIHON SHINKYU NO SUTANDADOWO MEZASHITE
by Koji NAGANO (長野康司)

임상에 적용하기 쉬운
나가노식 치료

지은이_나가노 고지長野康司
옮긴이_박병희

1판 1쇄 인쇄 2018. 03. 30
1판 1쇄 발행 2018. 04. 05

발행처_물고기숲 • 발행인_임민수 • 등록번호_제406-2012-000004호 • 등록일자_2012. 01. 03.
주소_(㊄10906) 경기도 파주시 와석순환로 61, 708-601 • 전화_031)943-2090 • 팩시밀리_031)943-2091

값은 뒤표지에 있습니다. • ISBN 978-89-98038-32-8 93510 • 카카오톡 ID_fishwood • 카카오스토리_http://story.kakao.com/fishwood • 이메일_fishwoodbook@naver.com • 블로그_http://blog.naver.com/fishwoodbook • 스토어팜_ http://storefarm.naver.com/fishwood • 물고기숲은 독자 여러분의 의견에 귀 기울여 좋은 책을 만들겠습니다.

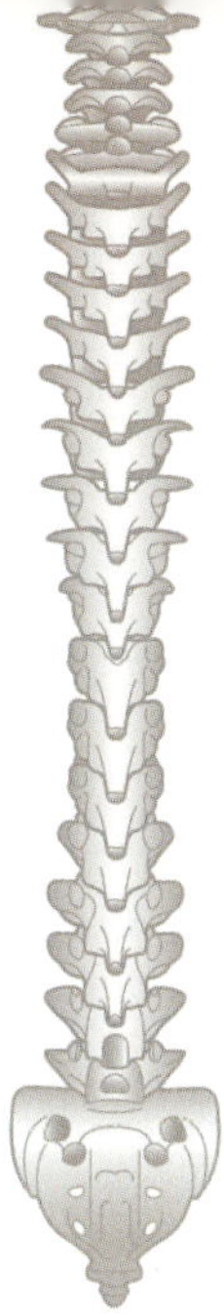

임상에 적용하기 쉬운

나가노식 치료

나가노 고지 지음

박병희 옮김

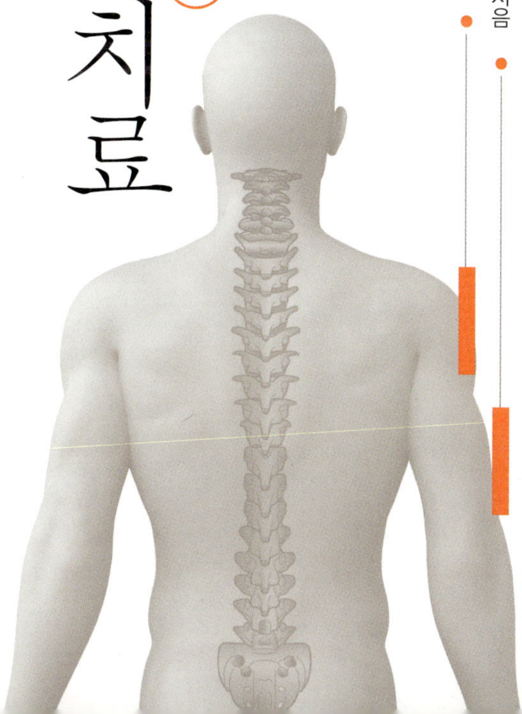

추천사 1

일본침구계의 귀한 보배,
나가노식 치료

중국 정부에서는 의료분야에서 인간문화재급 성과를 거둔 중의사에게 '국의대사國醫大師'라는 칭호를 부여하고 있습니다. 일본침구계에서라면 나가노식 치료를 개발한 나가노 기요시長野潔 선생이 가장 먼저 받아야 할 분이라고 생각합니다. 그만큼 독창적이면서도 배우기 쉽고 진찰·치료·효과의 검증까지 다 이루어졌으며, 서양의학도 융합하여 완성도를 높인 치료체계는 이것밖에 없기 때문입니다.

중국 중의사의 경우는 경락학經絡學을 기초로 해석이나 정리를 거친 뒤에 원래 있던 치료를 응용하는 내용으로 되어 있기 때문에, 임상경험을 거쳐 새로운 치료체계를 세운 나가노 기요시 선생과는 차원이 다릅니다. 나가노식 치료는 치료효과가 높기 때문에 일본에서 점점 널리 보급되고는 있지만, 나가노 기요시 선생이 저술한 두 권의 책《침구임상 30년의 궤적》과《침구임상 신치료법의 탐구》(이상 이도노니혼 간행)를 읽고 입문하는 것은 장애물이 많았습니다. 따라서 세미나(지부강사 선생도 훌륭한 분이 많고 협력체계도 매우 잘되어 있으며, 우수한 제자가 많은 것도 나가노 고지長野康司 선생을 신뢰할 수 있는 증거입니다) 등을 직접 수강하는 것 이외에는 다른 방법이 없을 정도로 용어나 내용의 어려움 때문에 많은 분들이 포기하고 있었습니다.

이 책은 나가노 고지 선생이 그러한 점을 개선하여 알기 쉬운 말과 그림·도표를 이용하여 입문하기 쉽게 쓴 것으로, 많은 분들이 나가노식 치료를 배우고 시술할 수 있게 하려는 의도로 구성되었습니다.

실제 임상을 토대로 구축된 나가노식 치료는 서양의학적 지식을 차용하고 있기 때문에 침구사들은 물론이고 의사들도 접근하기 쉬운 치료법입니다. 또한 나가노식 치료는 국소혈局所穴·순경혈循經穴 등과의 조합을 통해 치료범위가 무한합니다. 지금까지 침구치료의 주요 질환은 운동기질환이었는데, 요즘은 정신질환, 이비인후과질환, 안과질환이 증가하는 추세입니다. 다채로운 증상을 가지고 서양의학의 필터에 걸리지 않는 뇌과민腦過敏한 분들이 침구치료를 받게 될 가능성이 증가할 것입니다. 이 때문에 서양의학을 숙지하면서 적절한 처치를 할 수 있는 치료사가 점점 필요하다고 생각합니다.

부끄러운 일이지만 나 자신도 2013년 무렵 갑자기 양측 고음성 이명을 앓게 되었습니다. 신경내과에서는 이상이 없다는 진단을 받았지만, 이비인후과에서는 노인성 이명이라고 진단하며 “치료될 수 없으니 익숙해지는 방법밖에 없습니다”라고 하는 것이었습니다. 그 날카로운 소리 때문에 잠을 자지 못하고 일할 때에도 상당한 영향을 받았습니다. 50대가 되자마자 갑자기 발병하였기 때문에 이비인후과의 진단에도 의문을 품게 되었습니다.

그래서 상투적인 양방치료와 한방치료에 병행하여 신뢰할 만한 침구치료를 찾아서 많은 치료가의 치료를 받았습니다. 그러나 호전반응을 느낄 수 있는 치료를 전혀 만날 수 없었습니다. 그런데 이듬해 초에 우연히 나가노 고지 선생의 침치료를 받게 되었습니다. 실제로도 선생은 편도 처치와 어혈 처치, 두부頭部어혈 처치를 능숙하게 시술하기 시작했습니다. 매우 기분이 좋아지는 침으로 몸에 전혀 나쁜 영향도 없었습니다. 게다가 추골뇌저동맥 촉진처치와 자율신경 처치까지도 받게 되었습니다. 그러자 약간 침활沈滑했던 맥이 평맥平脈이 되고 신체도 눈에 띄게 좋아졌습니다. 이명도 가벼워졌습니다.

고음성 이명의 치료가 어려운 것은 "뇌과민(청각과민)도 같이 동반되는 경우"라는 나가노 선생의 말을 들었을 때, 서양의학적 지식도 상당히 풍부한 것을 알아챌 수 있었습니다. 이전에 받았던 침치료에서 치료 전에 "이명 같은 경우는 간단하게 치료됩니다. 곧 호전될 것입니다"라고 자신만만하게 호언장담을 하는 치료사가 있었는데, 역으로 그만큼 기대에 크게 어긋나는 결과로 이어지는 경우가 많았습니다. 자화자찬에 명의가 없다거나 심장약허深藏若虛•라는 말은 틀림없는 사실이었습니다.

나가노 선생은 신사답고 진중한 사람이었습니다. 치료를 받기 전까지는 우수한 치료가라는 사실을 알지 못했는데, 첫 번째 치료 이후 나가노 선생의 침치료가 효과적이라는 확신을 하게 되었습니다. 서양의학 지식도 충분히 갖추고 있고 환자와의 공감대를 형성하면서 치료를 시행하기 때문에 나가노 선생의 치료는 치료율이 높음을 알 수가 있었습니다. 그 뒤에 이비인후과 의사의 의견에 반하여 침구·한방을 이용하여 뇌과민(청각과민)에 대한 치료를 병행하면서 효과를 보게 되었습니다.

요즘과 같이 스피드화된 시대에 옛날처럼 "제대로 된 의사가 되려면 30년이 걸린다"면, 이러한 치료법은 이미 시대에 뒤처진 것입니다. 부디

• 심장약허: 사기(史記)》에 나오는 말로 똑똑한 상인은 좋은 물건을 내놓지 않는다는 말이다. 어진 사람은 지식을 내세우지도 자랑하지도 않는다는 의미로도 볼 수 있다.

이 책을 잘 활용하여 일생의 직업으로 선택한 침구치료를 더욱 연마하고 서양의학 지식도 풍부하게 섭렵하여 환자들에게 공헌할 수 있기를 바랍니다. 나가노식 치료를 모르는 것은 너무나도 안타까운 일이라 하지 않을 수 없습니다.

2015년 8월

아베 히로아키阿部裕明

주조十條피부클리닉원장 겸 일본피부과학회인정 피부과전문의,

의학박사 · 중의사

추천사 2

침구임상론에 대해 재고할 기회를 주었던 책

나가노 고지 선생은 임상을 하는 학자입니다. 선생을 처음 만났던 것은 독일 훽스트Hoechst 성에서 열렸던 침구세미나에서였습니다. 그때 어떤 증례에 대한 동양의학적 해석을 놓고 의견이 분분하였는데, 객석에서 그것을 가만히 듣고 있던 선생은 지명되자 오장의 기능적 관점을 통해 해석을 해 나갔습니다. 막힌 곳이 뻥 뚫리는 것 같은 명쾌한 그 설명을 듣고, 그 장소에 있던 사람들의 답답함이 일시에 해소되는 듯한 분위기를 느낄 수 있었습니다. 우격다짐이 아닌 명쾌한 설명을 통해 모두를 납득시킨 선생의 학자 기질을 느꼈는데, 그 순간은 깜깜한 독일 시골길에서 길을 잃어버려 택시 안에서 모두 불안에 떨었던 경험과 함께 지금까지도 생생하게 기억에 남아 있습니다.

《이도노니혼》이라는 잡지에 연재되었던 나가노 기요시 선생의 《침구임상 30년의 궤적》이 종료되고 20여 년이 지났습니다. 나가노 고지 선생이 계승한 나가노식 치료의 세계는 이 책을 통해 좀 더 알기 쉽고 좀 더 접근하기 쉽게 되었습니다. 임상경험이나 재능이라는 높은 장벽을 만나게 되면 입문자들은 지레 겁먹고 포기하기 십상이지만, 본질을 이해하고 있는 선생의 설명은 쉬우면서도 훌륭합니다. 특히 구체적으로 이미지화하기 쉽도록 배려한 부분을 2장의 Q&A와 3장의 증례에서 확실히 느낄 수가 있습니다.

갑자기 높은 단계로 건너뛰어 제시하면, 초심자는 따라갈 수 없습니다. 그런 초심자가 첫 단계에 입문하기 쉽도록 배려한 부분을 이 책에서는 느낄 수 있습니다. 그렇다고 어려운 요점들을 배제시키고 있다는 말이 아닙니다. 예를 들면 많은 환자의 맥을 잡아보면 그 차이를 알 수 있는데, "목적의식을 가지고 진찰하는 것이 중요하다"라는 말처럼 임상기술을 배움에 있어서 첫걸음이 되는 중요한 말들이 곳곳에 담겨 있습니다.

이 책은 기술론技術論을 쉽게 서술한 매뉴얼뿐 아니라 임상하는 학자 나가노 고지 선생의 침구임상에 대한 본질론本質論이 증례에 녹아 있습니다. 거기에는 구체적인 진찰이나 처치의 기록뿐 아니라 환자의 이야기가 사세하게 기록되어 있습니다. 질병이 같더라도 환자의 인생 중에서 해석되는 질병의 묘사는 한 사람 한 사람이 다를 수밖에 없는데, 선생은 그 부분을 제대로 기술하고 있습니다. 또한 이 책을 읽어보면 환자 개개인의 이야기를 중시함과 동시에 선생이 거기에 참여하여 새로운 이야기가 전개되고 있음을 알게 될 것입니다. 환자에 대한 선생의 임상가로서의 안목과 학자로서의 뛰어난 통찰력·종합력을 동시에 느낄 수 있는 것이 압권입니다.

나가노식 치료로 다섯 가지 요인을 바로잡아 나갈 때, 쉽게 쓴 기술론을 배워 익히는 것뿐만 아니라 시의적절하게 구사하는 것이 중요하다는 사실을 알아차리게 될 것입니다. 그러한 사실까지 이해하게 된다면 이 책은 '알기 쉽다는 것'에만 그치지 않고 깊이도 더 깊어질 것입니다. 그러한 의미에서 입문자뿐 아니라 오랜 경험을 가진 침구사에게서도 각각 침구임상의 '궤적'을 따라 기술론과 본질론을 다시 살펴볼 수 있는 좋은 기회가 될 것입니다.

2015년 만물이 생장하는 여름 오사카에서
모리노미야森ノ宮 의료대학침구정보센터장 겸 교수,
야마시타 히토시山下仁

역자서문

침구임상의 외연을 넓힐 수 있는 책

오늘날 사용되고 있는 침법의 종류는 아주 많이 있으며, 우리는 각자에게 맞는 침법을 사용하면서 임상을 하고 있습니다. 침법은 크게 중국에서 생긴 침법과 사암침처럼 우리나라에서 생겨난 침법, 일본에서 생겨난 침법 등 일일이 다 거론하기 힘들 정도로 많이 있습니다.

그중에서 이번에 소개드릴 침법은 역사는 그리 오래되진 않았지만 일본의 나가노 기요시 선생이 서양의학적인 지견과 동양의학적 진단법 및 치료법을 융합하여 만든 나가노식 침법입니다.

한의계를 보면 치료법 같은 것들이 유행처럼 변화하는 것을 목격할 수 있습니다. 나가노식 침법도 우리나라에 소개된 이후 한때 유행했던 적이 있습니다. 그러다가 어렵다는 이유로 지금은 기억에서 사라진 지 오래된 침치료법이 되었습니다. 이런 침법이 있었는지조차 보르시는 분도 많을 것으로 사려됩니다.

2015년 미국 캘리포니아 침구사들을 대상으로 현재 사용하는 침법을 묻는 설문조사를 했는데, 이때 가장 많은 것이 중국식 체침법이었고, 그 다음이 나가노식 침법으로 대표되는 일본식 침법이었다고 합니다. 이처럼 해외에서는 나가노식 침법을 임상에서 많이 사용하고 있고, 이는 나가노 침법의 임상적인 가치를 알 수 있는 일면입니다.

이처럼 나가노식 침법이 전 세계적으로 인기가 있는 이유는 다른 침구치료법과 달리 서양의학과의 직접적인 연관성이 아닐까 싶습니다. 창시자인 나가노 기요시 선생도 서양의학적인 개념을 기반으로 침법을 완성하였으며 또한 이러한 방향으로 지금까지 발전하여 왔습니다. 우리나라 한의계에서도 최근 서양의학과의 접목과 융합을 꾀하는 시도를 계속하고 있습니다. 이런 의미에서 나가노식 침법은 좋은 테마가 될 수 있으리라 생각합니다.

하지만 그런 장점에도 불구하고 배우기 어렵다는 이유로 나가노식 침법은 우리나라에서 빛을 보지 못하고 있었습니다. 기존에 번역 출간된 책들은 창시자인 나가노 기요시 선생이 수십 년 전에 잡지에 실었던 내용 등을 모아 책으로 출판한 것들인데 내용이 정리되지 않아 번잡했습니다. 아직 이론들이 잘 다듬어진 상태도 아니었고 임상적인 파악도 쉽지가 않아 종전에 출판된 책으로는 나가노식 침법을 익히는 것이 여간 어렵지가 않았습니다. 그래서 일본과 한국에서 공부하다가 포기하는 사람들이 많았습니다.

초학자들이 나가노식 침법에 입문하는 것이 쉽지 않은 탓에 입문용 텍스트의 필요성을 절감하던 차에, 2015년 나가노 기요시 선생의 장남인 나가노 고지 선생이 초학자들이 공부하기 쉽도록 핵심을 정리하여《よくわかる長野式治療》를 출판하였습니다.

책의 내용을 보면 개요, 저자와 수강생 간의 문답, 저자의 임상례, 각 질환별 처치법으로 구성되어 있습니다. 개요에 맥진을 비롯하여 진단법과 처치법의 요점을 정리하여 실어놓았는데, 이것만으로도 임상에서 충분히 활용할 수 있습니다. 그 밖의 부분도 나가노식 침법을 습득하는 데 많은 도움이 되리라 믿습니다.

저도 나가노식 침법만을 임상에서 전적으로 활용하지는 않습니다. 하지만 평소 나가노식 침법을 임상에서 잘 활용하고 있었기 때문에 원서가 출간되자마자 책을 입수하여 읽어보았는데, 내용의 정리가 잘되어 있었고 배워 익히기에도 과거의 책들보다 훨씬 쉬워 입문서로서 손색이 없다고 판단했습니다. 그래서 한의계에 소개하면 좋겠다는 생각에 번역을 하게 되었습니다.

이번 번역을 하면서 겪은 어려움이 바로 한자표기였습니다. 한자세대인 저는 한자표기가 더 읽기 편했지만, 이 책의 주요 독자를 젊은 한의사분들로 보고 출판사와 협의하여 한글로 대거 표기하거나 한자병기를 하였습니다.

이 책은 나가노식 침법을 습득하시려는 초학자 분들이나 기존에 나가노식 침법을 배우다가 어려워 포기하신 분들, 새로운 치료법을 모색하려는 분들에게 강추드리는 바입니다.

이 책은 나가노식 침법의 모든 것을 담고 있지 않지만 나가노식 침법의 진수를 느끼기에는 부족함이 없다고 생각합니다. 아무쪼록 이 책을 통해 임상 실력이 향상되는 계기가 되고 조금이나마 도움이 되기를 간절히 바랍니다.

끝으로 이 책의 출판을 흔쾌히 허락해 주신 물고기숲 출판사 사장님에게 먼저 감사의 말씀을 전하고, 사랑하는 아내와 아이들에게도 고맙다는 말을 전하고 싶습니다.

박병희

차례

3장 / 증례 12가지 이야기

4장 / 분야별 각 질환의 처치

머리말

선친이신 나가노 기요시 선생의 서재는 집에서 떨어진 곳에 있었습니다.

한번 원고를 쓰기 시작하면 시간이 가는지 모르고 식사하는 것도 잃어버릴 정도로 눈앞의 원고에 몰두하시곤 하셨습니다. 우리 가족들은 그 기세에 눌려 쉽사리 가까이 갈 엄두를 내지 못했습니다.

그 원고의 내용은 평소의 임상기록인데, 거기서 생기는 의문에 대해 동서고금의 의학문헌을 조사하시곤 하였습니다. 치료하기 힘든 환자를 만나더라도 선친은 결코 포기하시지 않았습니다. 그 벽을 돌파해 나가는 장소가 서재였습니다.

독자적인 생각을 가지고 자신의 눈을 희생하면서 피와 땀을 쏟아서 만든 처치법은 이렇게 탄생하게 된 것입니다. 이것이 나중에 나가노식 치료가 됩니다.

현재 일본에는 수많은 침구치료법이 있습니다. 임상에 종사하고 있는 침구사와 유도정복사를 비롯한 치료가治療家는 치료하는 중에 무엇을 바라고 있는 것일까요? 대답은 하지 않아도 알 수가 있습니다. "즉효성이 있는 치료"가 아닐까요? 그리고 초심자라도 효과를 볼 수 있는 '재현성'과 많은 질환에 대응할 수 있는 '다양성'을 들 수 있을 것입니다. 이러한 것이 충족된다면 어느 누가 익히고 싶지 않을까요?

침구 전문지《이도노니혼》2011년 12월호에서는 현대침구업태에 관한 설문조사를 소개하고 있습니다. 전국의 임상에 종사하고 있는 침구사를 무작위로 선정하여 질문을 하고 그 질문에 응답해 준 약 400명의 통계가 나와 있습니다. 그중에서 "주요 치료이론은 무엇입니까?"라는 질문을 하고 선택지로 '서양의학', '전통경락傳統經絡', '중의학, '동서절충東西折衷'이라는 항목이 있었는데, 그 응답으로 가장 많은 것이 '동서절충'으로 45퍼센트였고, 다음으로 '서양의학'이 20퍼센트였으며, '전통경락'이 18퍼센트로 그 뒤를 잇고 있습니다. '서양의학'과 '동서절충'을 합하면 65퍼센트로, 대략 3명 중 2명은 현대의학을 중시하는 이론을 치료근거로 시술을 하고 있다고 말할 수 있습니다.

나가노식 치료도 진찰함에 있어서는 동양의학을 따르지만, 그 치료는 서양의학의 이론이나 견해를 많이 도입하면서 거기다 전통침구의 진단법이나 이론을 융합시켜 만든 '동서절충'의 치료법이라고 말할 수 있습니다.

이것을 창시한 나가노 기요시 선생은 종래의 전통침구이론에 만족하지 않고 선대先代의 많은 서적을 섭렵하면서 서양의학의 이론·지견을 연구하고 검증하여 30만 명 이상의 환자들의 몸을 통해 나가노식 치료를 완성하셨습니다. 창시자 나가노 기요시 선생의 관찰안觀察眼으로 환자를 꼼꼼히 진료하면서 생긴 가설(상상력), 검증, 이론구조라는 이른바 과학적 사고를 통해 완성된 것이 나가노식 치료입니다. 많은 환자의 신체를 통해 일궈낸 '즉효성'·'재현성'·'다양성'에 대한 후세의 평가도 충분히 감당할 수 있는 나가노식 치료가 되어 있다고 확신하고 있습니다.

저는 이 책을 그런 나가노식 치료의 안내서로서 집필하였습니다.

제1장은 나가노식 치료의 개요에 관해 초심자 분들도 알기 쉽도록 많은 그림을 수록하였고, 모든 분들이 임상에서 즉시 사용할 수 있도록 만들었습니다.

제2장은 나가노식 임상연구회의 세미나에서 논의되었던 질의응답입니다. 2003년부터 2014년까지 모아놓은 대략 450개에 이르는 수강생과의 Q&A 중에서 엄선된 127가지를 소개하고 있습니다. 진찰부터 처치까지 이해하기 쉽도록 정리하였습니다.

제3장에서는 저의 임상을 예로 들면서 설명하고 있습니다. 나가노식 치료를 구사하고 환자의 인물상에 초점을 맞춘 증례에 관해서 이야기체로 설명하고 있습니다.

제4장의 분야별 각 질환 처치는 전술한 세미나에서 강의해 왔던 것을 간결하지만 알차게 정리하고 거기다 새로운 지견을 덧붙여 설명하였습니다.

이 책이 여러분들의 임상에 조금이라도 도움이 되기를 기원합니다.

1

나가노식 치료의 개요

Nagano-Method
Acupuncture Treatment

01

나가노식 치료의 총론

나가노식 치료의 특징

나가노식 치료의 특징과 진단·치료는 어떻게 하는 것인가라는 문제 중에 우선 나가노식 치료의 특징에 대해 설명하겠습니다.

인간의 몸에는 본래 자연치유력이라는 것이 갖춰져 있습니다. 그런데 자연치유력을 저해하는 요소가 있으면 신체가 이상을 일으키고 병이 발생하게 됩니다. 이 자연치유력을 방해하는 요인을 다섯 가지로 나누고(편의상 알기 쉽도록 다섯 가지로 나누고 있습니다), 그 다섯 가지 요인을 제거함으로써 치유로 연결되는 것입니다. 이것이 그 첫 번째 특징입니다.

이것이 침구의 고전이론(《소문素問》, 《영추靈樞》, 《난경難經》, 《맥경脈經》)과 서양의학의 해부학, 생리학, 병리학에 근거를 둔 나가노식 치료법입니다. 여기서 다섯 가지의 요인이라는 것은 면역계, 혈관계, 신경·내분비계, 근육계, 기계氣系를 말합니다. 자세한 것은 나중에 설명하겠습니다.

두 번째 특징은 '전체적(전신적)인 치료'라는 것입니다. 환자의 병만을 진단하는 것이 아니라 환자의 신체상태도 진단하는 것입니다. 지금의 증상이 어떻게 발생하게 된 것일까? 그 배경에 무엇이 있는 것일까? 그 때문에 지금까지의 치료와 검사 및 현재 복용하고 있는 약, 기왕력, 환자의 성격과 주변 가정환경, 직장, 대인관계 등을 알아두는 것은 치료하는 과정에서 대단히 중요합니다. 요컨대 병뿐만 아니라 병자를 치료하는 치료법이기 때문입니다.

세 번째는 진찰(소견)에서부터 치료(처치)가 시스템화되어 있다는 것입니다. 문진問診, 맥진脈診, 복진腹診 등을 시작으로, 전신에서 수집된 정보를 증상과 조합해 가면서 진찰(소견)하고, 그런 뒤에 방침(증證)을 세운 후 다섯 가지 분야의 처치법을 구사하여 치유라는 목표를 향해 나아간다는 것입니다.

그러면 나가노식 치료의 진찰과 치료법에는 어떠한 것이 있고, 그것은 어떤 의미가 있으며, 또 어떤 효과를 발휘하는가에 대해 우선 개략적인 것들을 설명하겠습니다.

진찰

나가노식 치료에서는 주로 여섯 가지 포인트로 진찰합니다.

❶ 문진問診

언제부터, 어디가, 어떻게 생긴 것인가, 지금까지 어떠한 치료를 받아왔는가, 기왕증과 수술·입원 여부, 현재 복용하고 있는 약, 식욕, 통변通便, 수면은 어떠한지 등의 정보를 수집합니다.

❷ 맥진脈診

맥상은 현재 신체의 상태와 증상의 경과 및 예후를 잘 알 수 있는 진찰법입니다. 조맥祖脈(부浮, 침沈, 지遲, 삭數, 허虛, 실實)이라는 것이 있는데, 이것이 맥상의 기초입니다. 그것과 더불어 맥차진脈差診으로도 진찰합니다.

❸ 복진腹診

침구의 복진腹診은 일본에서 가장 성행하였는데, 에도시대부터 이런 방법이 일본의 독자적인 것으로 발전해 왔습니다. 침구의 복진은 《난경》을 중심으로 발전된 복진이론을 받아들인 부분이 많습니다. 그것은 배꼽을 중심으로 간, 심, 비, 폐, 신으로 진찰하는 것입니다. 이것의 이론적 근거는 오행이론이지만 실제 임상을 통해 생겨난 실학이라고 할 수 있습니다. 또한 고방파의 한방 진단법도 참고로 합니다.

❹ 요배진腰背診

요배부腰背部의 정보는 대단히 중요합니다. 척추기립근과 천장관절 sacroiliac joint 및 견갑골 scapula 주변의 근육경화筋肉硬化 유무를 진찰합니다. 또한 요추를 시작으로 하여 척추의 변형을 진찰하게 됩니다.

❺ 화혈진火穴診

오행혈五行穴 중에 화혈火穴이라는 것은 그 경락의 허실을 나타내고 있는 중요한 반응점이 됩니다. 오장五臟에 중심을 두고 있기 때문에 특히 음경陰經을 진찰하게 됩니다. 물론 양경陽經도 진찰합니다.

⑥ 국소진局所診

이것도 중요한 포인트가 됩니다. 구개편도palatine tonsil나 경부림프절cervical lymph node과 관계가 깊은 것이 천유天牖입니다. 정신적인 피로가 나타나고 어지러움이 있는 경우는 견정肩井과 음릉천陰陵泉에 압통이 나타납니다. 또한 전신의 근긴장을 간편하게 판별할 수 있는 곳이 바로 흉쇄유돌근입니다. 그 외에도 진찰해야 할 국소부위가 몇 군데 더 있습니다.

치료법

나가노식 치료라는 것은 다섯 가지의 저해요인을 바로잡아 가는 것으로, 실제 치료에서 운용하고 있는 처치법입니다. 아래에서는 그 치료법의 개요에 대해 설명하겠습니다.

❶ 면역계 처치

우리의 신체에는 외적(바이러스, 세균 등)으로부터 방어하는 면역기구가 갖춰져 있습니다. 즉 골수, 백혈구, 편도, 림프절, 흉선thymus, 장腸점막하림프조직 등인데, 이러한 것들의 기능을 강화·활성화시켜서 치료로 유도하고 병에 잘 걸리지 않는 신체로 만드는 처치법입니다.

- 편도 처치: 방어기지의 제일선인 편도를 강화시키는 것입니다.
- 점막 소염처치: 점막하림프조직은 장腸뿐만 아니라 다른 기관에도 분포되어 있는데, 이러한 것을 활성화시켜 염증을 억제하는 것입니다.
- 알레르기 처치: 면역글로블린immunoglobulin의 영향을 받는 알레르기 증상을 억제하는 것입니다.

❷ 혈관계 처치

사람은 혈액순환이 원활하게 유지되는 것을 통해 건강이 유지되는 부분이 있습니다. 그런데 이런 혈액이 정체되거나 허혈虛血상태에 빠지거나 하면 신체의 치유력이 저하되어 몸 컨디션이 붕괴됩니다. 혈관계 처치는 이럴 때에 혈액순환을 촉진하고 조절하는 처치법입니다.

- 강심强心 처치: 심장을 중심으로 하는 순환계를 활성화시킵니다.
- 어혈 처치: 고혈古血(악혈惡血)의 정체를 개선케 하는데, 복부腹部와 두부頭部의 처치가 있습니다.
- 간문맥울혈肝門脈鬱血 처치: 간문맥의 울혈상태 개선을 도모하는 처치법입니다.
- 골반허혈骨盤虛血 처치: 골반부의 허혈과 냉증에 효과가 있습니다.
- 골반울혈骨盤鬱血 처치: 정신적 피로에 의한 골반부의 정맥울혈을 순환·촉진시킵니다.
- 추골뇌저동맥 촉진처치: 뇌허혈증상에 대해 뇌순환을 개선시킵니다.
- 하수下垂 처치: 복압을 올리고 복강내 혈관의 혈류를 개선시킵니다.

❸ 신경·내분비계 처치

사람은 자율신경 및 내분비 기능에 의해 신체의 전반적인 조절을 이루고 균형을 잡아가게 되는데, 결국 이것이 호메오스타시스homeostasis로서 항상성입니다. 그리고 이 밸런스가 깨지게 되는 것을 병이 되어가는 과정이라고 할 수 있습니다. 이러한 자율신경·내분비 작용을 조정하는 처치가 바로 신경·내분비계 처치입니다.

- 자율신경조정 처치: 교감신경과 부교감신경의 언밸런스를 정상으로 회복시킵니다.
- 부신副腎 처치: 전신의 체력저하에 대해 부신을 조정하여 신체를 회복시킵니다.
- 혈관운동신경 활성화처치(횡V자추간자침): 혈관에 분포되어 있는 혈관운동신경에 작용하여, 그 해당 장기·기관 등의 혈액순환을 촉진시킵니다.
- 측만側彎 처치: 후천적인 측만 때문에 생긴 말초신경장애에 효과가 있습니다.

❹ 근육계 처치

근육, 건tendon이나 인대의 굳음(뭉침)·경화硬化나 혹은 이완에 의해 신체의 여기저기가 아프고 위화감과 저림이 생기게 되는데, 이런 문제를 바로잡는 처치입니다.

- 근긴장 완화처치: 대뇌피질cerebral cortex의 운동영역에서 나오는 추체로계pyramidal system를 이용하는데, 추체로계와 상응하는 경락인 소양경少陽經에 자극을 주어, 연수에서 교차되는 반대측의 근긴장을 완화시킵니다.
- 결합조직 활성화처치: 각 관절에 있는 건tendon과 같은 결합조직의 긴장과 경화를 풀어서 회복시키고 활성화시킵니다.
- 대맥帶脈 처치: 체간신근군體幹伸筋群과 체간굴근군體幹屈筋群의 균형을 유지하고, 경락을 나선형으로 결속하는 기능을 발휘합니다.

⑤ 기계氣系 처치

침구치료라는 것은 대체로 경혈經穴을 사용하여 기氣의 순환이 좋아지게 하는 치료라고 할 수 있습니다. 이 처치는 그중에서도 기의 흐름을 촉진하고 조정하는 처치입니다.

- 위기胃氣 처치: 후천後天의 원기元氣인 위기胃氣의 흐름을 촉진시키고, 신체의 저항력을 끌어올립니다.
- 기수혈氣水穴 처치: 오행이론에 근거를 두고 경락의 실증實證을 개선해 나갑니다.

02

나가노식 치료의 진찰

앞에서 설명했던 것처럼 나가노식 치료의 진단법을 알기 쉽게 설명하기 위해 다음과 같이 여섯 가지로 나누고 있습니다.

1. 문진問診
2. 맥신脈診
3. 복진腹診
4. 요배진腰背診
5. 화혈진火穴診
6. 국소진局所診

환자의 병상病狀을 파악하기 위해서는 신체의 많은 정보가 필요합니다. 치료대상을 정확히 파악하면 정확한 치료로 이어질 수 있습니다. 따라서 치료의 근거가 되는 것이 바로 이 여섯 가지의 진단법입니다.

문진問診

우리 침구원에서는 예진표를 초진의 외래접수 단계에서 체크합니다. 그 예진표를 참고로 하면서 수반증상, 현병력, 기왕력, 병원에서의 검사,

다른 곳에서의 치료, 식욕·통변通便·수면 등을 듣고 혈압측정을 통해 구체적으로 듣게 됩니다. 될 수 있는 한 많은 정보를 모아두려는 의미입니다. 문진問診만으로도 많은 것을 알 수 있습니다.

맥진脈診

맥진법에는 맥상진脈狀診, 육부정위맥진六部定位脈診, 인영맥진人迎脈診 등이 있는데, 모두 임상적으로 중요한 가치를 가지고 있습니다. 필자는 주로 맥상진脈狀診을 중심으로 하면서 육부정위맥진六部定位脈診을 보조적으로 사용하고 있습니다.

맥진을 할 때는 환자의 요골동맥의 박동부를 시술자의 세 손가락으로 눌러 그 맥상에 의식을 집중시킵니다[그림1-1, 1-2].

처음은 맥층脈層 중에 가장 바깥의 세 번째 층인 부浮의 위치에서부터 진맥해 갑니다. 그런 뒤에 바로 침沈으로 진행합니다. 그리고 손가락을 천천히 들어올려 중위中位(위기맥胃氣脈)의 맥을 진찰합니다. 결국 부浮 → 침沈 → 중中의 순서로 맥진을 진행하게 됩니다.

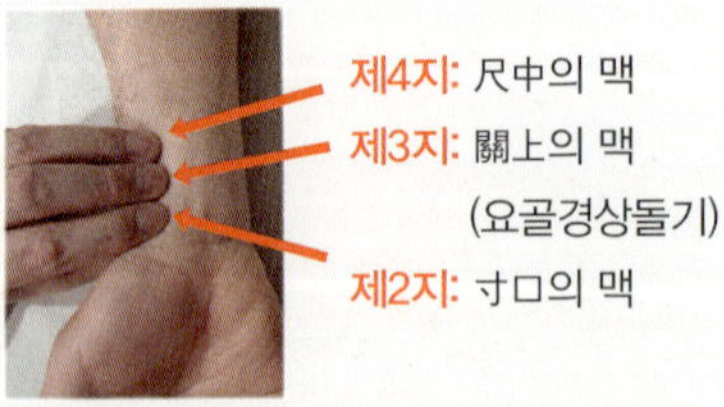

[그림1-1] 맥을 잡는 방법

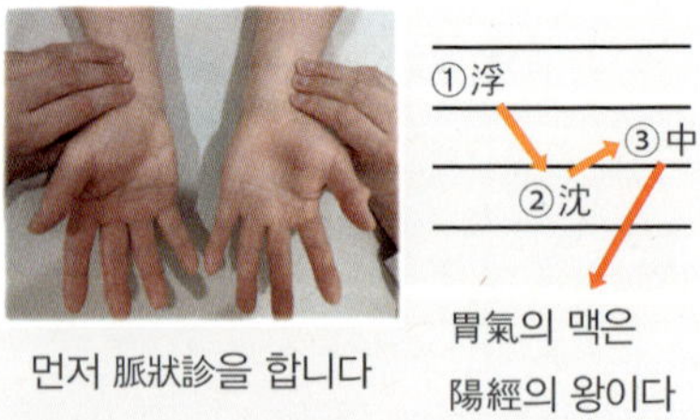

[그림1-2] 맥을 잡는 순서

맥진의 의의는 무엇인가? 우선 병위病位(병의 경중), 병상病狀(한열, 질병상황), 치료효과, 예후의 예측 등을 알 수 있다는 것입니다. 이것은 침구 임상가에게는 큰 무기가 됩니다. 물론 처음부터 잘하는 사람은 없습니다. 창시자 나가노 기요시 선생도 처음엔 무엇인지 어떤 것인지 잘 몰랐을 것입니다. 많은 수의 환자들을 진찰하고 증상과 조합해 가면서 세월이 거듭되는 중에 점점 손가락으로 느껴지는 맥의 의미를 납득하게 된 것입니다. 이 말은 처음부터 잘 알고 있는 사람은 없다는 의미인데, 이 말을 어렵다는 말로 생각한다면 이것은 스스로 발목을 잡는 일입니다. 훈련하면 누구나 체득할 수 있는 것들입니다.

맥상은 28종 혹은 24종이라고 말을 하고 있습니다. 그러나 실제로 임상에서 진찰할 수 있는 맥상은 그 정도로 많지는 않습니다. 역사적 변천을 거치면서 현재 기본적인 맥상으로 조맥祖脈(부浮, 침沈, 지遲, 삭數, 허虛, 실實)이라는 것이 있습니다. 이것들을 설명하면서 임상에서 잘 나타나는 다른 맥상에 관해서도 아래에서 상세하게 설명하겠습니다.

부맥浮脈

살짝 누르는 것만으로도 맥박이 뛰는 것이 느껴지는 맥입니다[그림 1-3]. 그 범위는 부浮의 위치에서부터 가운데中 부분의 가장자리까지를 말합니다. 세 가지 층에 걸쳐서 모두 느껴지는 것은 부맥浮脈이 아닙니다. 이 맥의 의미는 병이 표층表層에 있음을 나타내고 있고, 감기 초기 등에 나타나기 쉬운 맥입니다. 마른 사람에게 이 맥이 나타나면 순증順證이라고 말할 수 있습니다.

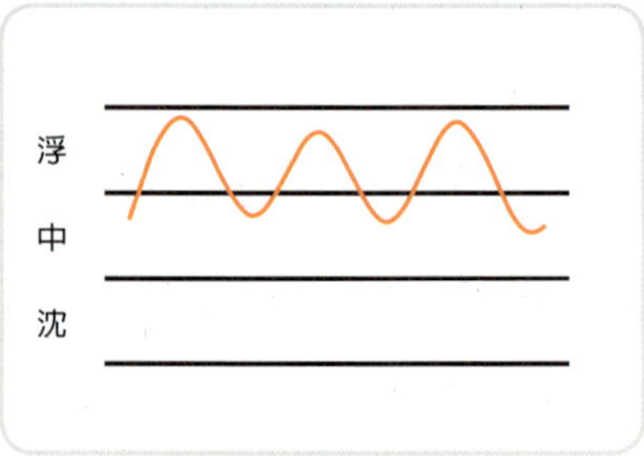

[그림1-3] 浮脈

침맥沈脈

맥층脈層의 세 가지 층 중에 중中과 침沈 정도까지 손을 누르면 처음으로 느껴지는 맥입니다[그림1-4]. 이것은 다음과 같은 의미가 있습니다. 첫째는 냉성冷性이나 혹은 골반부의 허혈虛血이고, 두 번째는 하수下垂 경향을 나타내며, 세 번째는 신허腎虛 경향입니다. 신허腎虛일 때는 침맥沈脈에 지맥遲脈이 겸하여 나타나는 경우가 많습니다. 고령자나 장년층의 허약체질인 경우에 볼 수 있는 맥입니다. 하수下垂라고 하는 것은 내장하수內臟下垂를 말합니다. 척중尺中(삼초三焦 중 하초下焦에 해당)의 맥이 처져 있는 경우 – 척락尺落 – 가 있는데, 이런 경우에 내장하수를 나타내고 있다고 말할 수 있습니다. 또한 내장하수와 신허腎虛는 밀접한 관련이 있습니다. 척락尺落은 신腎(하초下焦)의 허虛함과 관련이 있습니다.

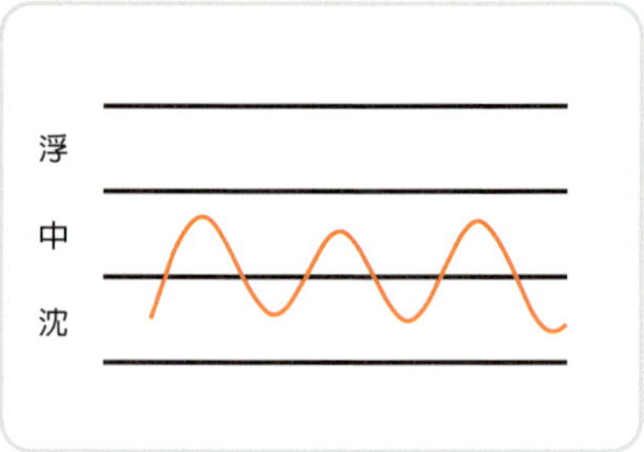

[그림1-4] 沈脈

지맥遲脈

맥박이 1분에 대략 60번 이하로 뛰는 맥을 말합니다[그림1-5]. 지맥遲脈은 매우 알기 쉬운 맥으로, 이 맥도 몇 가지의 의미가 있습니다. 첫 번째는 만성화이고, 두 번째는 허혈虛血(허약虛弱을 포함)입니다. 이 맥상이 나타나면 우선 급성은 아니라고 생각할 수 있습니다. 대부분 만성화된 증상이나 질환이라고 볼 수 있습니다(급성질환에서 지맥遲脈이 나타나는 사람은 체질적인 문제라고 생각할 수 있습니다).

허혈虛血은 비교적 냉증의 개념 등을 포함하고 있다고 생각할 수 있습니다. 또한 고령자의 지맥遲脈은 그 나이 대에 나타나기 쉬운 척추의 변형, 결합조직의 경화로 생긴 교감신경이나 혈관운동신경, 척수신경의 기능저하도 의미하고 있습니다.

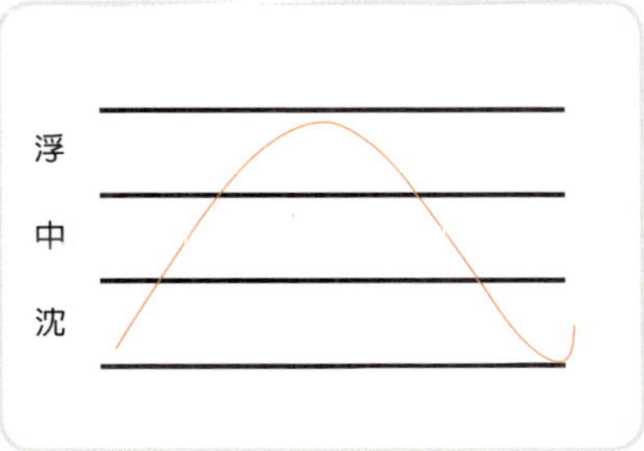

[그림1-5] 遲脈

삭맥數脈

이것은 1분에 80번 이상 뛰는 맥입니다[그림1-6]. 지맥遲脈과 삭맥數脈은 가장 알기 쉬우면서도 또한 다양한 의미를 가지고 있습니다. 삭맥數脈의 의미도 몇 가지가 있습니다. 첫 번째는 동통疼痛이고, 두 번째는 진행성(열을 포함)이며, 세 번째는 자율신경항진(체질, 성격도 포함)이고, 네 번째는 염증성입니다. 삭맥數脈은 열성이고, 증상이 급성이거나 진행하고 있는 경우입니다. 그 때문에 자율신경, 특히 교감신경긴장이나 염증이라는 의미를 나타내는 경우도 있습니다. 그러나 모든 염증에서 삭맥數脈이 나타난다는 말은 아닙니다.

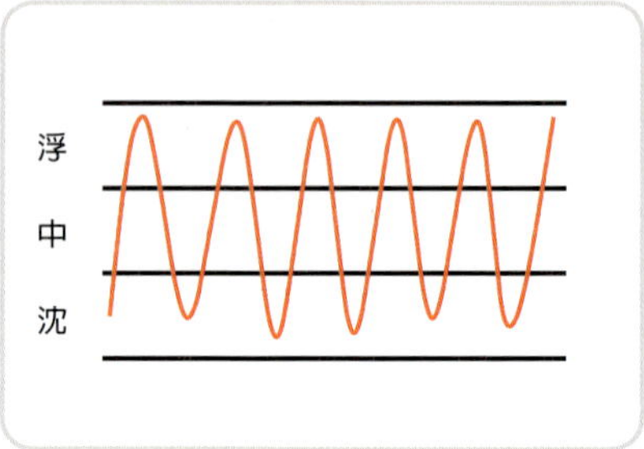

[그림1-6] 數脈

실맥實脈

맥의 형상이 크고 손가락 끝에서 넘칠 듯이 뛰면서 강하게 느껴지는 맥입니다. 실제 임상에서는 이 실맥實脈이라는 이름으로 표현되는 경우는 적고 몇 가지 맥과의 겸맥兼脈으로서 실맥實脈이 나타나게 되는데, 예를 들면 현삭弦數과 부홍浮洪 등이 있습니다. 또한 이 맥은 성별에 따라 차이가 큰 특징이 있습니다. 여성은 우측 척중尺中의 허실虛實로 부인과질환(자궁내막염, 자궁근종, 자궁내막증 등)의 유무를 살피고, 남성은 좌측 척중尺中의 허실虛實로 전립선의 이상 유무를 살핍니다. 또한 남성의 우측 척중尺中이 실實한 것은 폐암이나 대동맥류, 식도정맥류 등의 질병이 존재하는 경우도 있기 때문에 주의해야 합니다.

허맥虛脈

손가락으로 누르면 맥의 느낌이 약弱하고 가늘게 느껴지는 맥으로, 정기精氣의 결핍을 의미하고 있습니다. 이것도 실맥實脈처럼 허맥虛脈이라는 이름으로 직접 표현되는 경우는 드뭅니다. 약弱, 세細, 지遲, 침沈 등이 허맥虛脈에 속합니다. 이 허맥虛脈은 질병에 대해서 저항력이 상실되었거나 상실되려는 과정에 있음을 나타내는 맥상입니다.

긴맥緊脈

긴장緊張이 강한 맥으로, 교감신경이 항진되어 있다고 생각할 수 있는 맥입니다[그림1-7]. 삭맥數脈을 동반하는 경우도 많습니다. 이 맥이 의미하는 것은 자율신경실조증과 동통疼痛입니다. 그런데 복용하는 약에 의해 긴맥緊脈으로 왜곡되어 나타나는 경우도 있기 때문에 주의해야 합니다. 체질이나 성격에서 오는 긴맥緊脈도 있는데, 이런 경우에는 치료를 하더라도 맥의 변화가 잘 생기지 않을 겁니다.

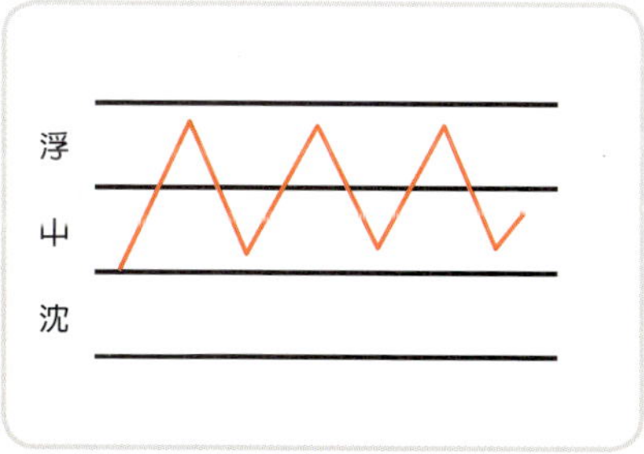

[그림1-7] 緊脈

현맥弦脈

맥이 수축되어 팽팽한 긴장감을 느낄 수 있는 맥입니다[그림1-8]. 긴맥緊脈과 비슷하지만 긴맥緊脈은 세 개의 층 중에 부浮~중中 정도에서 만져지고, 이 현맥弦脈은 세 개의 층에서 모두 만져지는 강한 맥입니다. 이 맥의 의미는 첫째 자율신경성이고, 둘째 난치성이며, 셋째 간담경肝膽經의 항진(실증實證)입니다. 난치성이라는 것은 파킨슨병, 갑상선기능항진증 등의 질환을 말하는 것입니다. 현맥弦脈이 나타난다고 해서 모두 난치라는 의미라기보단 맥의 일부분에서 그런 의미를 가지고 있다는 말입니다.

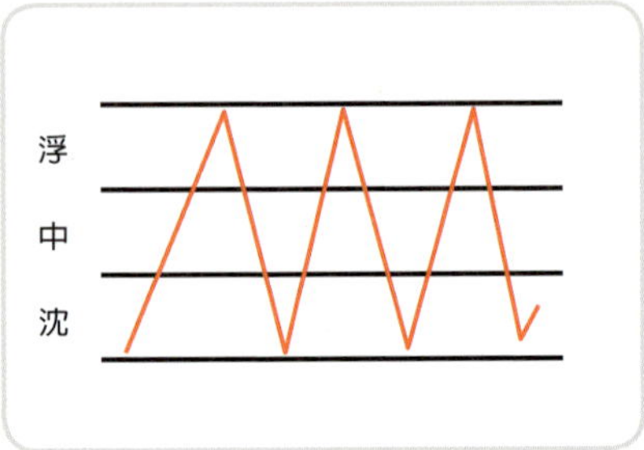

[그림1-8] 弦脈

홍맥洪脈

손가락으로 느껴지는 맥이 크大고 부浮해 있는 맥입니다[그림1-9]. 특히 좌측 촌구寸口의 침沈 부위에서 이 맥이 나타나면 열병熱病, 양병陽病, 화증火症을 의미합니다. 질병의 항진을 나타내는 것으로, 류마티스성 질환, 통풍gout, 심비대, 협심증으로 진행된 상태일 때 이 맥이 나타나는 경우가 많습니다. 결국 홍맥洪脈은 심장과 그 주변조직 및 혈관계의 혈류량 증가를 의미하고, 임상적 의미는 병의 진행이나 양증陽證을 나타낸다는 것입니다.

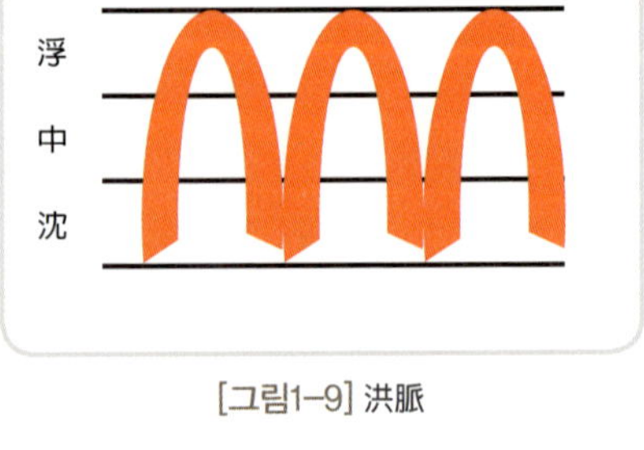

[그림1-9] 洪脈

세맥細脈

실과 같이 가늘게 느껴지는 맥입니다[그림1-10]. 세소細小하면서 힘이 없는 맥으로, 냉성冷性, 혈류부전血流不全, 저혈압증, 허혈성심질환 등에서 자주 나타납니다. 그 외에 경항부頸項部와 견비부肩臂部의 뭉침, 등결림, 허리염좌 등과 같은 근경화증筋硬化症일 때에도 나타나는 경우가 있습니다. 고령자들 중에서 좌측 촌구寸口의 세맥細脈은 허혈성심질환의 가능성이 있기 때문에 주의를 기울여야 합니다.

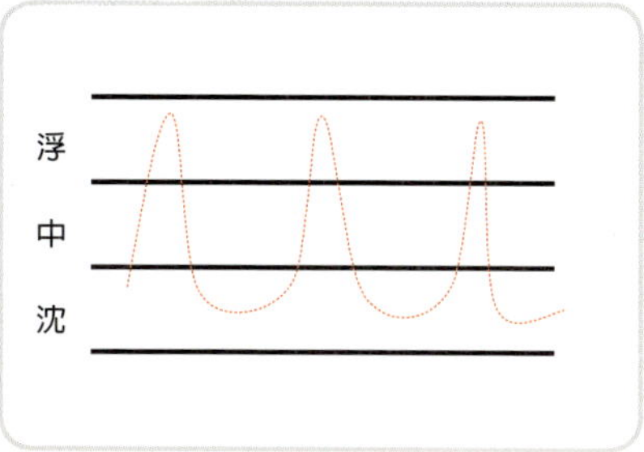

[그림1-10] 細脈

활맥滑脈

부중침浮中沈의 세 개 층의 맥이 구슬이 굴러가는 것 같거나 혹은 옥이 굴러가는 듯한 맥으로, 담痰, 혈유여血有餘, 담기내열痰氣內熱이라고 여겨지는 실實하면서 활동적인 맥입니다[그림1-11]. 기관氣管이나 기관지의 염증일 때 나타나거나 감기 후에 가래가 나오는 환자에게 비교적 자주 나타납니다. 때때로 알레르기 질환에 나타나는 경우도 있습니다.

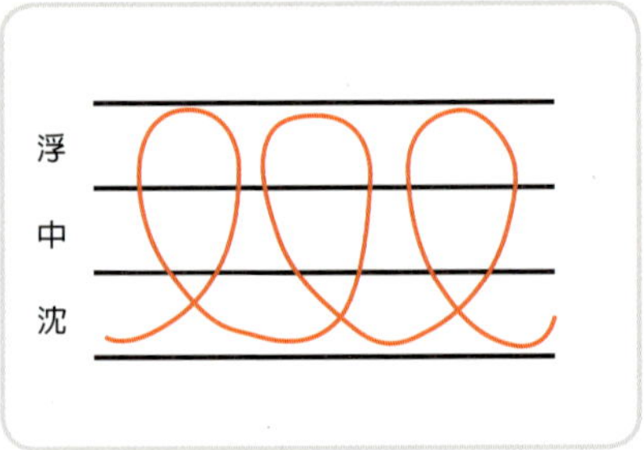

[그림1-11] 滑脈

약맥 弱脈

맥을 잡았을 때의 느낌이 대단히 약하고 세맥細脈보다 힘이 없이 사그라지는 듯한 맥입니다[그림1-12]. 이 맥이 나타날 때에는 주의가 필요한데, 전신피로곤비全身疲勞困憊, 허혈성심질환의 상태를 나타내고 있다고 볼 수 있습니다.

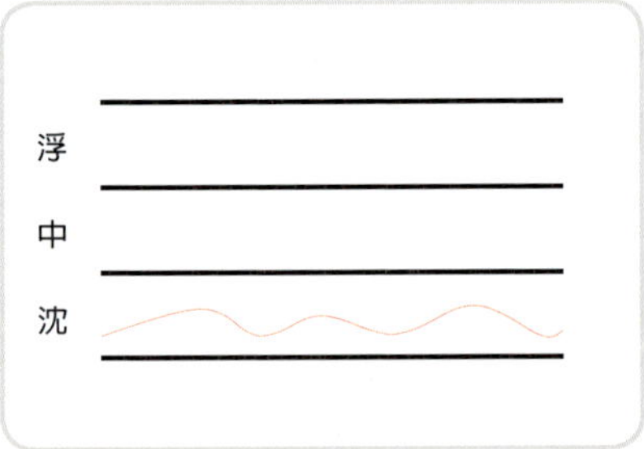

[그림1-12] 弱脈

복맥 伏脈

손가락을 가장 밑에까지 강하게 누르면 처음으로 힘이 강하게 느껴지면서 약간 폭이 넓은 맥으로, 실맥實脈에 해당됩니다[그림1-13]. 기혈의 정체나 정신적 울결 등과 같이 순환의 삽체澁滯를 의미합니다.

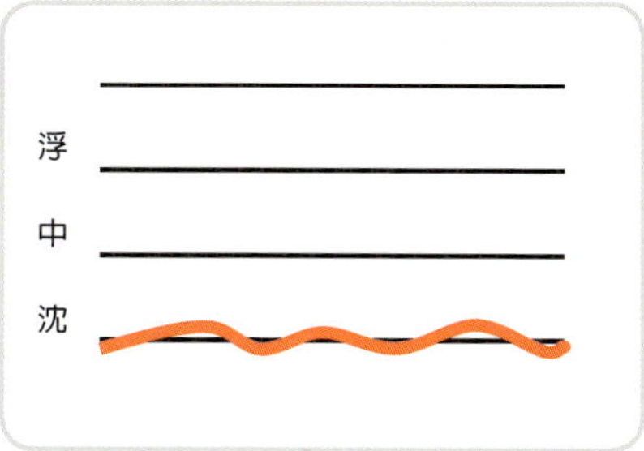

[그림1-13] 伏脈

복진腹診

촉진법의 하나로, 신체의 많은 정보를 세세하게 집어낼 수 있는 대단히 중요한 진단법입니다. 환자를 앙와위(반듯이 누운 자세)로 눕힌 뒤, 다리를 펴고 힘을 빼게 하고선 시술자는 환자의 우측에 앉아 복진을 시작합니다.

우선, 복부 전체를 촉진하면서 한열과 복부의 긴장·이완의 유무를 확인합니다. 그리고 배꼽을 중심으로 상하좌우를 진찰해 갑니다[그림1-14, 1-15, 1-16, 1-17]. 배꼽의 좌측(천추혈天樞穴 주변)은 간肝에, 우측은 폐肺에, 상복上腹(상완혈上脘穴 주변)은 심心에, 하복下腹(기해혈氣海穴 주변)은 신腎에, 배꼽은 비脾에 대응시키고 있습니다.

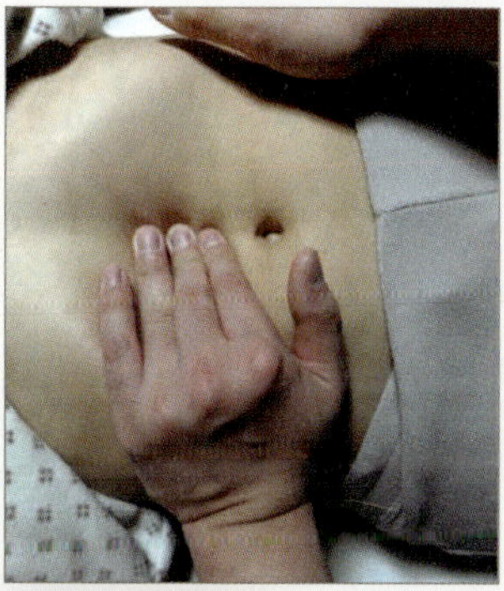

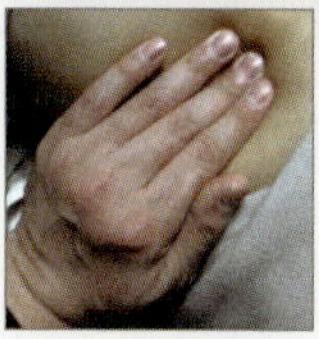

시술자는 제2지에서부터 제4지를 이용해 대상부위를 천천히 눌러갑니다. 이때에 세 손가락으로 막연하게 눌러서는 압통을 알 수가 없기 때문에 제3지에 힘을 주고(2~3kg의 압력) 매우 세밀하게 대상부위의 압통, 경결, 굳음 등의 유무를 진단해 갑니다.

[그림1-14] 복진의 압진방법

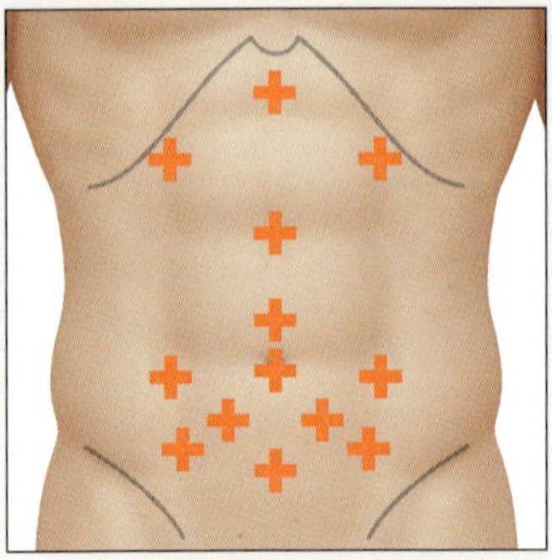

※ 십자표시된 부위를 주로 진찰합니다.
[그림1-17]도 참조하기 바랍니다.

[그림1-15] **복진의 압진방법**

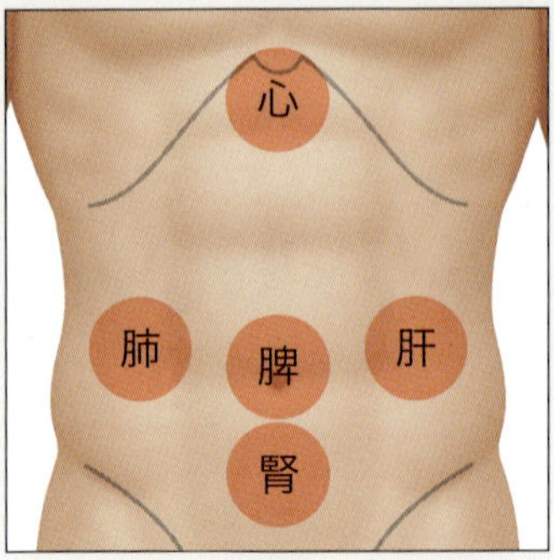

※ 《난경》에는 복진으로서가 아니라
내증(內證)으로서 밝혀놓고 있습니다.
이것을 복진으로 응용하고 있는 것입니다.

[그림1-16] **《난경 · 16난》의 내증**

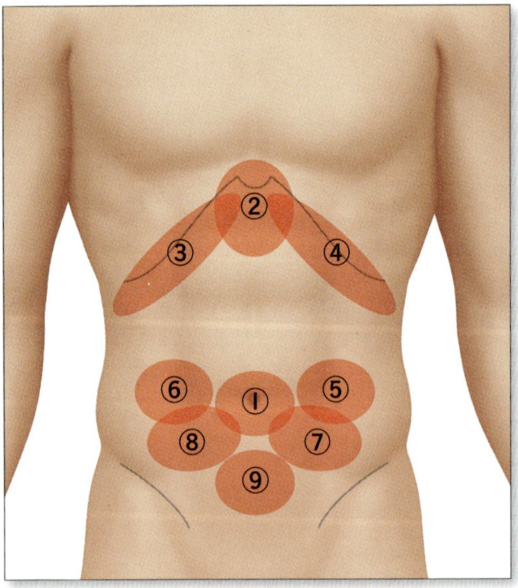

[그림1-17] **복진 개략도**

❶ **배꼽 = 비장**
진액 · 점막, 알레르기

❷ **심와부 = 심장 · 위**
심장 · 위

❸ **계륵부 = 간**
흉협고만은 간실(肝實)
찰진통(擦診痛)은 간허(肝虛)

❹ **계륵부 = 췌장**
압통이 있으면 비실(脾實) 경향

❺ **좌측** 天樞 **= 간**
간문맥의 울혈(鬱血) = 간실(肝實)

❻ **우측** 天樞 **= 폐 · 편도**
폐실(肺實)

❼ **좌측** 大巨 · **좌측** 中注
어혈

❽ **우측** 大巨 · **우측** 中注
어혈

❾ **배꼽 밑 = 신장**
오목하다면 신허(腎虛)이고
내장하수

이런 대응의 근거가 되고 있는 것이 《난경·16난》인데, 여기에 "간맥의 내증은 배꼽의 좌측에 동기가 있고, 심맥의 내증은 배꼽 위에 동기가 있으며, 비맥의 내증은 배꼽에 동기가 있고, 폐맥의 내증은 배꼽의 우측에 동기가 있으며, 신맥의 내증은 배꼽의 아래에 동기가 있는데, 그것을 누르면 단단하거나 혹은 통증이 있다[肝脈, 其內證, 臍左有動氣. 心脈, 其內證, 臍上有動氣. 脾脈, 其內證, 當臍有動氣. 肺脈, 其內證, 臍右有動氣. 腎脈. 其內證, 臍下有動氣. 按之牢若痛]."라고 나와 있습니다.

또 하나 더 근거로 들 수 있는 것이 오행설인데, 오행설에서는 간肝, 심心, 비脾, 폐肺, 신腎을 다섯 계절, 즉 각 계절에 배속시키고 있습니다. 요컨대 간-봄, 심-여름, 비-토용土用•(중앙), 폐-가을, 신-겨울이 됩니다.

이것을 거슬러 올라가면 《소문·음양응상대론陰陽應象大論》에 이릅니다. 오행이론(사상思想)이라는 것은 자연계의 여러 현상을 설명하는 방편으로서 성립된 것이지만 천체를 대우주라고 한다면 인체는 소우주라고 하는 사고방식을 전제로 하여 생명현상에 이것을 적용시키고 있는 것입니다.

이러한 진찰법은 탁상공론이 아니라 현재에도 실제 임상에서 잘 이용할 수가 있습니다. 만약 그 부위에 압통과 뭉침, 결림이 있으면 실증實證을 의미하고 있다고 볼 수 있습니다.

요배진腰背診

요배진腰背診은 운동기질환부터 내장질환, 뇌순환계에 이르기까지 진찰할 수 있는 중요한 진단법입니다[그림1-18, 1-19]. 우선 척추기립근의 긴장 유무를 진찰하는데, 신경과민이나 혹은 신경질적인 사람은 척추기립근의 긴장이 자주 나타납니다. 그리고 척추·관절도 중요한 정보를 주고

• 토용: 입하, 입추, 입동, 입춘 전의 18일간. 흔히 여름 토용인 삼복 무렵을 일컫는다.

있습니다. 요추분리증과 요추전방전위증은 보법補法과 뜸이 효과가 좋습니다.

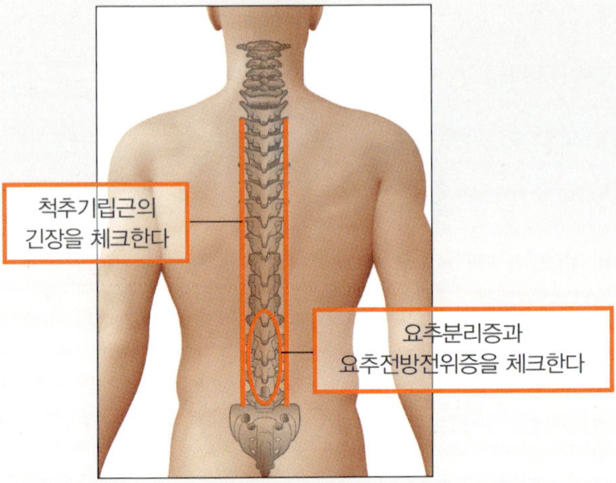

[그림1-18] **요배진의 포인트1**

추간관절의 협소가 없는지 체크한다. 추간 협소부의 해당기관(대표적인 것)

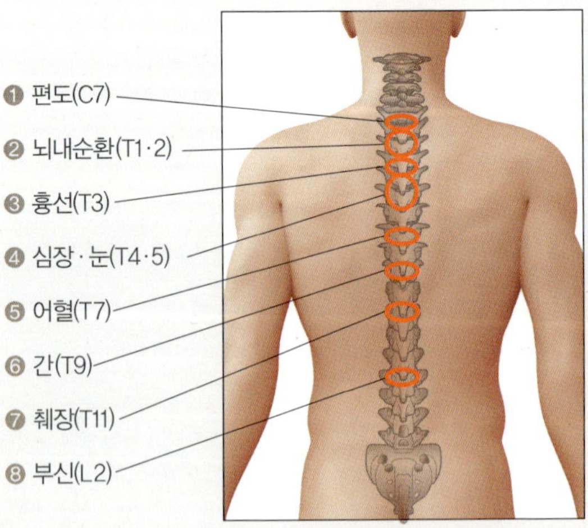

[그림1-19] **요배진의 포인트2**

또한 신체의 중심과 가장 관련된 골반부 천장관절 부위의 압통이나 혹은 고타통叩打痛의 유무도 중요하고, 천장관절에 부착되어 있는 척추기립근의 경화 유무도 중요합니다. 그리고 척추의 추간관절intervertebral joint의 압통과 협소도 중요한데, 특히 이 협소는 장기·기관이나 감각기에 분포해 있는 혈관운동신경에 미치는 영향이 크고 기능저하와 연관되어 있습니다. 또한 견갑골 주변 근육들의 경화 정도도 중요합니다. 배수혈背兪穴의 압통을 체크하는 것도 요배진의 보조적인 의미를 가집니다.

화혈진火穴診

각 경락의 화혈火穴인 신경腎經의 연곡然谷, 간경肝經의 행간行間, 비경脾經의 대도大都, 방광경膀胱經의 곤륜崑崙, 담경膽經의 양보陽輔, 위경胃經의 해계解溪, 폐경肺經의 어제魚際, 심포경心包經의 노궁勞宮, 심경心經의 소부少府, 대장경大腸經의 양계陽溪, 삼초경三焦經의 지구支溝, 소장경小腸經의 양곡陽谷을 진찰합니다. 특히 음경陰經의 반응이 중요합니다.

이 화혈火穴은 압통(2~3kg의 압력을 가함) 반응으로 진단합니다. 압통으로 알 수 있는 것은, 그 경락의 실증實證이라는 것도 확인할 수 있을 뿐 아니라 경락과 연관되는 장기조직에 염증과 열 같은 실증 병변의 유무도 확인할 수 있습니다.

국소진局所診

국소진局所診는 다음과 같은 다섯 가지 포인트가 있습니다.

❶ 天牖 · 翳明

천유天牖의 압통은 구개편도palatine tonsil의 반응인데, 편도병변의 반응으로 가장 나타나기 쉬운 곳입니다[그림1-20]. 천유天牖의 바로 위에 위치해 있는 예명翳明(경외기혈)은 인두편도pharyngeal tonsil의 반응이 나타나기 쉬운 곳입니다.

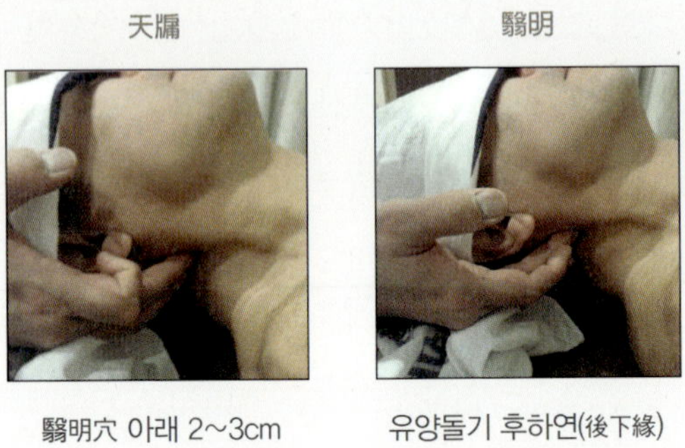

[그림1-20] 天牖·翳明

❷ 흉쇄유돌근

이 근육은 찰진擦診이나 혹은 압진壓診으로 진찰하게 됩니다[그림1-21]. 전신적·국소적으로 근육의 긴장이나 뭉침을 간편하게 알 수 있습니다.

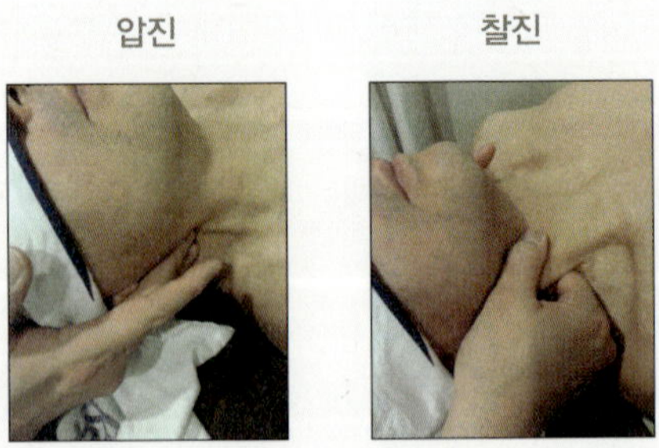

[그림1-21] 흉쇄유돌근

❸ 두부어혈

두정부頭頂部의 백회혈百會穴을 중심으로 압통이나 말랑말랑한 느낌과 열감이 있는지를 진찰합니다[그림1-22]. 이와 같은 반응이 있으면 두부頭部어혈의 가능성이 있습니다. 정신노동 종사자나 만성동통이 있는 사람 혹은 심료내과(심신의학) 질환을 앓고 있는 사람 등에서 나타나는 경우가 있습니다.

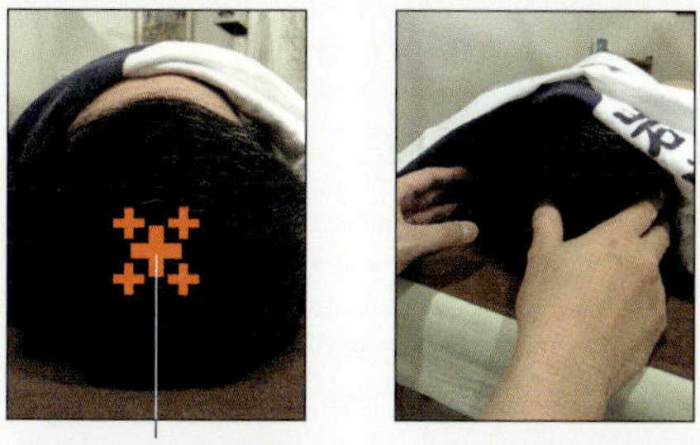

[그림1-22] 두부어혈(百會)

❹ 肩井·陰陵泉

견정肩井과 음릉천陰陵泉의 두 곳에서 압통이 강하게 나타나고 어지러움 등과 같이 어깨보다 위쪽에서 나타나는 증상을 동반하게 된다면 정신적 피로를 의심할 수 있습니다[그림1-23].

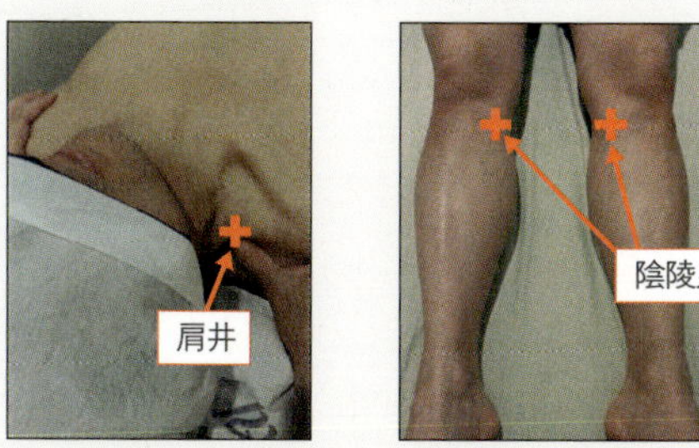

[그림1-23] 肩井 · 陰陵泉

⑤ 경골외연

하퇴 경골외연脛骨外緣의 경화硬化도 진찰해야 합니다[그림1-24]. 위경胃經보다도 약간 내측으로, 경골외연과 전경골근anterior tibialis으로 이루어진 함몰부가 좁아져 있는 경우는 위기부족이나 근육계의 경직·결림 증상이 있다고 진단할 수 있습니다.

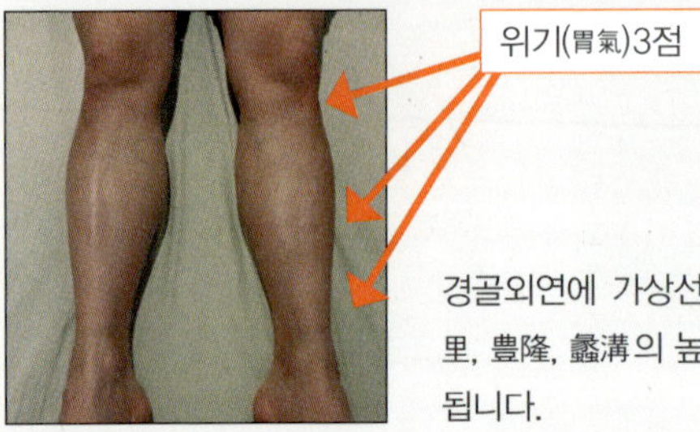

경골외연에 가상선을 그은 뒤에 대략적으로 足三里, 豊隆, 蠡溝의 높이에 해당하는 곳이 위기3점이 됩니다.

[그림1-24] **경골외연**

03

나가노식 치료의 처치법

나가노식 치료 중에는 백미라고 할 수 있는 처치법들이 많이 있습니다 그것을 하나하나 나열식으로 언급하면 새로 배우려고 하는 초심자 분은 어떻게 파악하고 이해하는 것이 좋을지 혼란스러울 것입니다. 그래서 여기서는 앞에서 언급하였듯이 자연치유를 저해하는 인자를 편의상 다섯 가지로 나누고 각각에 맞는 처치를 나눠서 소개하려고 합니다. 각 처치법들은 서로 관계를 맺고 있고, 또한 어떤 처치법은 다른 처치법에 영향을 미치는 경우도 있습니다(본 챕터에서 각 처치를 총망라하지는 못하겠지만 주가 되는 것은 거의 빼놓지 않고 언급할 예정입니다).

면역계 처치

면역계 처치라는 것은 편도(림프의 집합체)를 기축으로 하면서, 림프절, 흉선thymus, 지라spleen, 점막하림프조직 등을 강화하는 처치입니다.

병이 발생하여 만성화되는 것은 생체 방어기구의 약화가 그 원인 중 하나입니다. 외부로부터 침입한 이물질과 세균·바이러스 등은 편도나 림프절에서 싸우고 T세포 같은 면역세포의 확산에 의해 세균·바이러스 등이 면역력이 약한 신체의 약한 부분으로 가서 다양한 증상으로 발현하게 됩니다. 편도는 생체 방어의 제일선 기지로서 특히 중요하기 때문에, 이 처치를 하게 되면 편도를 위시하여 면역계의 강화를 통해 근본적인 치료 및 치유의 촉진이 이루어지게 된다는 의미입니다.

편도 처치

우리는 항상 여러 가지 스트레스에 노출되어 있습니다. 직장 등에서의 대인관계로부터 기인하는 정신적 스트레스, 소음이나 기후의 온난화와 기온의 급격한 변화 등으로 인한 물리적 스트레스, 공해·식품첨가물과 영양과다나 혹은 편중 등으로 인한 화학적 스트레스, 그리고 병원균 등의 침입에 의한 생물학적 스트레스와 같이 일일이 셀 수 없을 정도로 많습니다.

이러한 스트레스는 인간 신체의 모든 부분에 영향을 미칩니다. 예를 들면 체온과 혈압의 상승이나 혹은 저하, 혈류장애, 자율신경의 과민이나 혹은 둔화, 내분비이상이나 자가면역 질환 및 알레르기 질환의 증가 등이 있습니다.

또한 스트레스는 가장 중요한 생체방어의 최전선인 구개편도(유일하게 밖으로 드러나 있는 면역기관)의 혈관을 수축시키거나 염증을 일으키거나 하면서 면역세포의 기능저하를 초래합니다[그림1-25]. 염증물질의 독소는 혈액이나 림프를 매개로 약화되어 있는 장기·기관·결합조직 등에도 해를 끼치게 되고 이차적으로 급성적 혹은 만성적인 증상과 질병을 유발하게 되는 것입니다.

편도 처치는 면역계를 강화시키는 중심 처치입니다[그림1-26]. 그 배혈配穴은 편도7점으로 조해照海, 천유天牖, 수삼리手三里, 대추大椎입니다. 그런데 증상이나 체형에 따라 조해照海를 부류復溜나 축빈築賓, 태계太溪로 대용하거나, 수삼리手三里를 곡지曲池로 대용하기도 합니다.

조해照海는 부신副腎(피질, 수질)에 신호를 보내는데, 특히 부신수질adrenal medulla에서 아드레날린을 방출하게 합니다. 이것이 면역의 증대와 연관이 있다고 생각됩니다. 천유天牖는 경부림프절에 해당되는데, 구개편도palatine tonsil의 이상이 나타나기 쉬운 곳입니다. 게다가 예명翳明은 인두편

편도라는 것

코, 귀의 안쪽, 혀의 부착부 등에 존재하고 공기가 들어오는 길을 둘러싸며 림프조직을 구성하여 세균 등의 침입을 방지합니다.

인두편도 · 구개편도 · 이관편도 · 설편도, 인두후벽의 림프조직

편도의 구성

① 인두신경총의 지배를 받고 있습니다(미주신경 · 설인신경 · 경부교감신경 등)
　▶ 편도는 육체적인 피로와 정신적인 피로의 영향을 받는 것을 알 수 있습니다
② 여러 가지 동맥 · 정맥이 들어오고 그곳에서 림프구가 필요한 만큼 유입되어 옵니다
③ 세포를 상회하는 수의 상재세균이 있어서 외래 병원균의 정착을 방지하고 신체를 지켜나가는 역할을 완수하고 있습니다
　▶ 여러 가지 육체적 · 정신적 스트레스가 원인이 되어 편도기능이 약해진 경우에 혈액을 타고 전신으로 돌아다니는 병원균 및 상재세균과의 전투가 여기저기에서 발생되고 운동기나 내장기관을 손상시킵니다. 편도의 이차감염, 편도병인론

편도의 진찰

맥상진: 연맥(軟脈)이나 부맥(浮脈)
맥차진: 우측 촌구맥(寸口脈)의 침(沈)함
화혈진: 魚際
국소진: 天牖 · 翳明
복진: 우측 天樞

[그림1-25] **편도에 관하여**

도pharyngeal tonsil의 반응점입니다. 수삼리手三里는 대장경大腸經의 경혈로, 대장경이 면역계와 관련이 있는 폐경肺經과 표리관계에 있기 때문에 면역계에 영향을 미친다고 생각됩니다. 대추大椎는 인후두부咽喉頭部의 혈류를 촉진합니다. 그리고 이러한 혈穴들을 강화하는 것이 뜸입니다. 만성적이고 완고한 증상에는 이 편도7점에 뜸을 뜨는 것이 중요합니다.

기본 경혈은 照海, 天牖, 手三里, 大椎이고, 그 외 수족의 경혈을 적절하게 사용합니다.

각 경혈의 효능

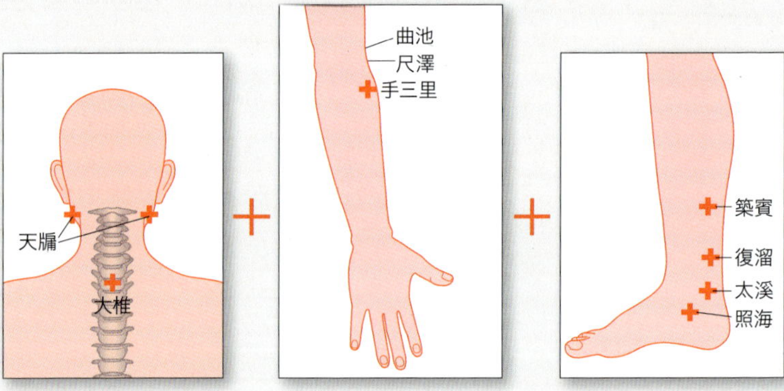

天牖: 유양돌기의 후하방에 위치. '牖'는 창문이라는 의미. 여기에서 정기(正氣)를 받아들임. 편도를 지배하는 신경을 매개로 하여 편도염으로 유발된 환부의 혈행(血行) 불량을 개선. 면역글로불린(항체)의 생산을 촉진함

大椎: C7과 T1 사이. 감기 등일 때는 다장구(多壯灸)를 시행함. 극간(棘間)이 대단히 좁아지면 나중에 나오는 횡V자추간자침이라는 방법도 있음

手三里: 만성화된 질병 등

尺澤: 나가노식 尺澤은 약간 曲池에 가까움. 어혈 · 폐실(肺實), 천식 등

曲池: 급성기 · 기침

照海: 신허(腎虛) 등

築賓: 비만 · 피부질환 · 해독 등

復溜: 통증과민, 신허(腎虛) 등

太溪: 기침, 목 · 코의 증상 등

[그림1-26] 편도 처치

점막 소염처치

고전에서는 "육음六淫의 병사病邪가 폐肺를 침입하면 담痰이 많이 생겨나게 하고 비양脾陽이 허약하여 수습水濕이 정체되어 머무르게 되면 역시 담痰이 생긴다"라고 말하고 있습니다. 이것을 현대적으로 해석하면, "호흡기계의 점막에 외부로부터 침입한 병원균이나 알레르기 인자 등에 의해 염증이 발생되고, 소화기계가 약하여 영양장애가 발생되면 이차적으로 면역기능의 저하를 초래합니다"라고 생각할 수 있습니다. 거듭 말하면 점막으로부터 분비되는 항균물질의 약화에 의해 염증이 오랫동안 계속되는 것을 말합니다. 육음六淫이라는 것은 병인病因이 되는 풍風·한寒·서暑·습濕·조燥·화火라는 외사外邪의 총칭입니다. 아주 오래전 고대에는 육음六淫이 체내로 침입하기 때문에 질병이 발생하는 것이라고 생각하고 있었던 듯합니다.

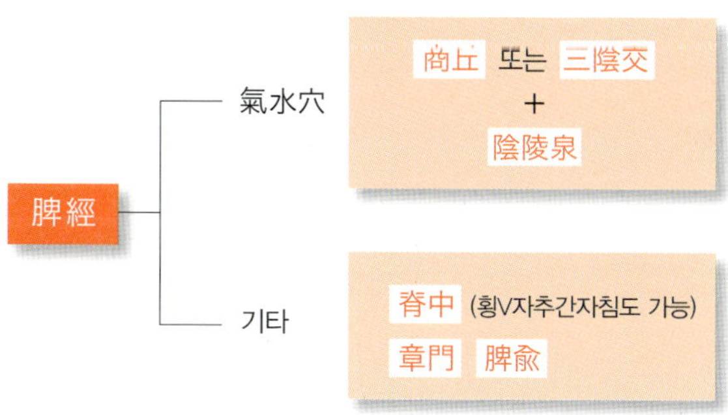

부위별 점막소염 포인트

- 비경(脾經)이 가장 중요합니다.
- 어떤 장기의 점막에 염증이 생기는가? ▶그 장기에 관계하고 있는 경락은 어디인가? ▶장기에 의해 어떤 화혈(火穴)에 반응이 나타나기 쉬운지를 찾습니다 ▶화혈(火穴)에 반응이 나타나면 기수혈(氣水穴) 처치를 시행합니다.

[그림1-27] **점막 소염처치**

그런데 나가노식 치료의 점막 소염처치는 여러 기관의 점막에 영향을 미치게 됩니다[그림1-27]. 비鼻점막을 시작으로 인두·후두·기관·기관지 등의 호흡기계점막, 구강·식도·위·장 등의 소화기계점막의 염증을 억제하고, 방광·요도 등의 비뇨기계점막, 자궁·질 등의 부인과계점막의 염증을 억제하는 처치입니다.

맥상으로는 활맥滑脈을 나타내는 경우가 많고, 때로는 연맥軟脈을 나타내는 경우도 있습니다. 활맥滑脈은 손가락으로 누르면 구슬이 굴러가는 듯한 느낌이 드는 맥입니다.

기본적인 처치는 비경脾經을 사용하는데, 상구商丘·삼음교三陰交·음릉천陰陵泉·장문章門·척중脊中·비수脾兪를 사용합니다. 그러면 왜 비경脾經을 사용할까요? 비脾는 진액을 주관하고 수분대사에 깊이 관여하고 있는데, 이런 기능이 나빠지면 전신의 수분대사는 물론 여러 기관의 점막 대사에 지장을 초래하며, '담痰'이나 '습濕'이라고 불리는 여러 가지 병태를 유발하는 물질을 만들어낸다고 알려져 있기 때문입니다.

이런 이유로 비경脾經을 사용하여 점막 및 점막하림프조직(이것도 진액에 포함됨)에 자극을 주어 그 기능을 정상으로 회복시키고 점막하림프조직을 강하게 활성화시킨다고 생각할 수 있습니다.

임상적 관점에서는 다음과 같이 말할 수 있습니다.

- 호흡기계·소화기계에는 주로 비경脾經과 폐경肺經, 심포경心包經을 사용합니다.
- 비뇨기계·생식기계에는 주로 간경肝經, 폐경肺經을 사용합니다.
- 각각의 기수혈氣水穴을 사용합니다. 주로 기수혈氣水穴을 보補하고 화혈火穴을 사瀉합니다.

알레르기 처치

알레르기가 일반적인 면역반응과 다른 점은 바로 어느 특정한 항원과 접촉하는 것을 통해 발생된다는 점입니다. 수일에서 수년의 잠복기간을 거쳐 항체의 생성이 시작되고 신체가 과민상태에 빠지게 됩니다. 요컨대 알레르기는 특정 항원에 대한 후천성 특이적 과민반응으로 병적인 면역반응입니다.

알레르기는 많은 경우, 알레르겐Allergen에 반복적으로 노출되어 항체 등이 생성된 뒤에 다시 같은 알레르겐에 의해 증상이 나타납니다. 알레르기 반응은 여러 가지 장기·기관에서 일어나는데, 반응이 일어났던 장소에 따라 다양한 증상으로 나타납니다.

통상적으로는 알레르겐과 관련된 장소에서 알레르기 반응이 발생합니다.

예를 들면 공기 중에 있는 알레르겐이라면 호흡기의 기도氣道에서 알레르기성 질환이 일어나고, 음식 알레르겐이라면 소화기에서 알레르기 증상으로 나타납니다. 또한 알레르겐이 혈액으로 들어가 전신을 순환하면 순환기 증상이나 피부에서 담마진(두드러기) 등의 증상이 발현됩니다.

알레르기 질환에 대한 기본적 처치는 요수腰兪 · 명문命門 · 척중脊中 · 의사意舍 · 거궐수巨厥兪 · 신주身柱입니다[그림1-28].

알레르기 처치에 공통적으로 잘 사용되는 경혈

- 내네이블4점(배꼽주위): 비장, 폐장
- 命門(L2척추아래): 신장
- 巨厥兪(T4척추아래): 눈
- 脊中(T11척추아래): 비장
- 意舍(T11脾兪의 외측): 비장
- 身柱(T3척추아래): 폐장
- 腰兪(천골열공Sacral hiatus): 자율신경조정

※ 전부를 치료한다는 것은 아닙니다

[그림1-28] **알레르기 처치 포인트**

알레르기 처치는 자율신경의 조절, 부신피질호르몬의 분비, 혈당의 조정, 혈액순환의 촉진에도 도움이 됩니다.

그리고 알레르기 처치 중에서 특별히 언급해야 할 것이 있습니다. 그것은 바로 내네이블4점 처치입니다[그림1-29]. 이것은 나중에 나오게 될 교감신경억제 처치의 외네이블4점 처치와 다소 차이가 있는데, 배꼽의 바로 옆(5mm 이내)에서 취혈한다는 것입니다. 배꼽에서 옆으로 1cm 정도 떨어지게 되면 효과가 없어지게 됩니다. 이 부분에 작탁과 피내침(반드시 원형 피내침이 아니라 평축 피내침을 사용)은 필수입니다. 특히 꽃가루알레르기(화분증)에 효과적인데, 나는 임상에서 아주 많은 효험을 보고 있습니다.

왜 배꼽 옆에서 취혈할까요? 배꼽은 오장五臟 중에서 비脾에 속하게 됩니다. 앞서 설명한 대로 비脾는 진액津液을 담당하고 이 진액이 점막에 영향을 미치며 점막하림프조직을 활성화시킵니다. 꽃가루알레르기(화분증) 등의 알레르기 반응은 코 점막에서 발생되는 것이기 때문에 이것을 억제하는 작용을 한다고도 생각할 수 있습니다.

내네이블4점

(배꼽의 상하좌우 5mm 이내에서 취혈)

▶ 점막하림프조직을 활성화시키는 작용을 합니다

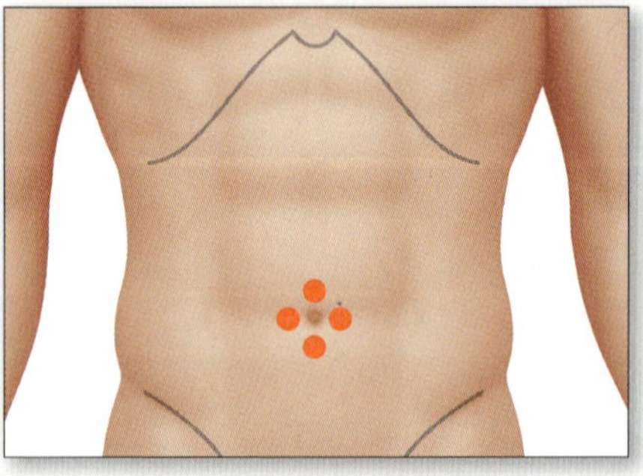

[그림1-29] **내네이블4점 처치**

혈관계 처치

임상에서 혈류의 이상인 혈체血滯, 어혈瘀血, 허혈虛血, 충혈充血, 울혈鬱血을 조정하는 것은 병을 치유하기 위해서 매우 중요합니다. 이것이 없이 근본적인 치유는 있을 수 없다고 말할 정도입니다. '혈血'은 동양의학에서 '기氣·혈血·수水'라고 일컬어지듯이 인체를 구성하는 중요한 요소입니다. '혈血'에 관한 단어는 혈허血虛, 어혈瘀血, 혈어血瘀, 혈증血證, 건혈乾血, 고혈古血, 혈실血實, 사혈瀉血……과 같이 많이 있습니다. "기氣는 혈血을 통솔하는 장수와 같고, 혈血은 기氣를 기르는 어머니와 같다."《난경》 등으로 대표되는 것처럼, 예로부터 '혈血'은 '기氣'와 다른 것이지만 서로 협조하면서 하나가 되어 작용하는 것[不卽不離]으로 여겨 왔습니다. 영기營氣도 그 한 예입니다. '기氣'의 변조變調가 '혈血'에도 영향을 줍니다.

나가노식 치료에서는 기氣와 아주 밀접한 관계가 있는 혈血의 순환개선과 연관된 처치가 몇 가지 있습니다. 여기서는 '혈血'의 과부족과 변조에 대처하는 혈관계 처치를 '혈액순환[血動]'이라는 관점을 맞춰 설명해 가려고 합니다.

어혈 처치

동양의학에서 가장 알려져 있는 혈액의 병태는 어혈이 아닐까 싶습니다. 어혈은 비생리적 혈액 및 혈액의 삽체澁滯를 모두 가리켜 말하는데, 병리개념 중 하나입니다. 옛날에는 악혈惡血, 축혈蓄血, 고혈古血이라고도 불렸고, 혈액 변조變調의 대표적인 것으로 만성증의 체질적 요인과도 관계가 있습니다. 어혈의 원인에 관해서 다음과 같은 설이 있습니다.

- 타박에 의한 피하출혈, 열성질환에 의한 용혈溶血, 월경혈의 정체, 유전체질, 문맥계門脈系의 순환장애에 의해 생긴다는 것입니다.

• 신체의 어딘가에 원병소原病巢가 생기고, 이것이 근원이 되어 원격부위의 여러 장기와 조직에 기질적 혹은 기능적 장애를 유발하여 발생한다는 것입니다.

후자의 원병소설原病巢說은 유명한 한방의사인 후지히라 겐藤平健 선생의 견해인데, 나가노 기요시 선생의 '편도에 이상이 있으면 어혈이 생기기 쉽다'라고 하는 임상적 인식과 서로 통하는 면이 있는 듯합니다.

그럼 조금 자세히 알아보도록 하겠습니다. 어혈이라는 병태를 서양의학적인 측면(좁은 의미로 혈관이상에 의한 혈액의 정체라는 측면)에서 보게 된다면, 다음과 같은 세 가지 요인이 거론되고 있습니다.

❶ 혈관벽의 변화
❷ 혈구血球성분의 변화
❸ 혈류의 변화

❶의 혈관벽에 관해서 말하자면, 외상 등으로 장애가 생긴 혈관벽은 내피세포(혈관의 가장 내측)에서 생산된 대식세포macrophage가 백혈구의 증가를 촉진하고 혈관 중막의 평활근세포도 증식시키며 혈관장애를 유발한다고 알려져 있습니다. 이 대식세포는 과립구와 같이 골수 간세포stem cell에서 생기는 것이기 때문에 교감신경의 과긴장을 유발하고 혈관을 수축시켜 혈류를 나쁘게 합니다.

❷는 혈소판을 말하는 것입니다. 이 수치가 높으면 혈소판은 내피세포끼리의 간격이 넓어진 사이에 들러붙어 혈전thrombosis을 만들기 때문에 혈관장애를 나타내는 하나의 기준이 된다고 생각할 수 있습니다.

❸은 혈액의 유동학rheology이라는 단어와 관련이 있습니다. "환류압

(혈관내부를 순환하는 압력)이 높아지면 혈류가 빨라지고 낮아지면 정체되는데, 혈류도 물의 흐름과 큰 차이는 없습니다. 만곡부彎曲部와 분지부分枝部 등에서는 난류亂流가 생기고 혈관 내강內腔에는 기계적인 자극에 의한 변화가 생기게 됩니다. 특히 분지부의 외측이나 만곡부에서는 전단응력 shear stress(혈관의 중심부는 빠르고 혈관벽 측은 느림)이 저하되고 내피세포가 활성화되며 단구monocyte나 림프구가 침착되기 쉽고, 콜레스테롤의 투과성도 높아지며 혈전이 생겨나기 쉽습니다"라고 되어 있습니다(다나베 다쓰조田邊達三, 《혈관의 병》).

복부어혈(그림1-31)이 삽체澁滯되기 쉬운 곳은 복벽의 동맥입니다. 특히 복잡한 혈관망을 형성하고 있는 외장골동맥의 연결부에는 대퇴동맥에서

복부어혈의 진찰

大巨 中注

포인트: 단단하고 만지면 저항하고 압통이 있으며 강한 박동 등이 있는지를 파악합니다.

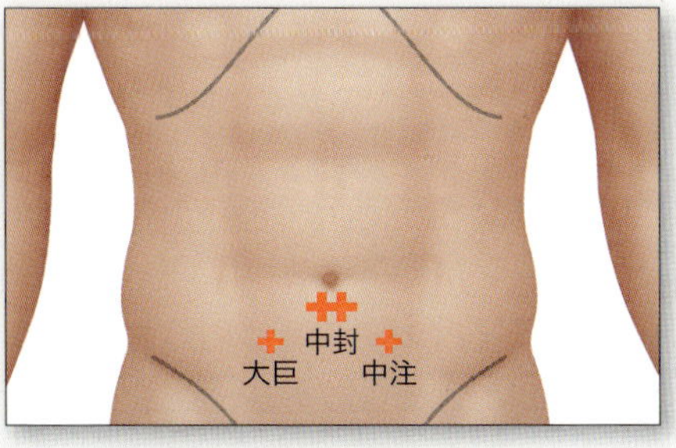

복부어혈의 해부학적 요인

① 간문맥(肝門脈)에서 기인하는 경우

문맥(門脈)은 판막이 없음▶역류하여 아래로 떨어져버림

② 천복벽동맥, 천장골회선동맥에서 기인하는 경우

'中注' 주변은 복강내 혈관의 문합(吻合)이 많기 때문에 충혈이 일어나기 쉬움

[그림1-31] 복부어혈에 관하여

분지된 동맥들이 있는데, 동맥들 중 하나가 천복벽동맥이고, 또 천장골회선동맥도 그중 하나입니다. 그 외에도 하복벽동맥이나 상장간막동맥을 들 수 있습니다. 천복벽동맥이나 천장골회선동맥은 서혜부에서 하복부까지 복잡하게 분포되어 있습니다. 혈액 유동학의 관점을 빌리자면, 분지되어 만곡된 복잡한 혈관망에서 혈액이 삽체되기 쉽다는 것은 쉽게 이해할 수 있을 것입니다.

어혈 처치를 시행하기 위한 기준은 복부의 중주中注부터 대거大巨 부위까지에서 압통과 경결, 뭉침을 발견하는 것입니다. 제하부臍下部 양측의 중주中注부터 대거大巨에 이르기까지는 복벽의 동맥들이 복잡하게 분지되고 교합되어 혈관망을 형성하고 있기 때문에 혈류장애가 있으면 압통 등의 반응이 나타나기 쉬운 곳입니다.

처치는 우선 중봉中封에 작탁을 하고 유침한 채로 두고, 다음엔 척택尺澤에도 똑같은 처치를 시행하는데 이것을 좌우 양측에서 시행합니다[그림1-32].

포인트: 中封에 작탁하고 난 뒤 발침하지 않고 그대로 두고서 尺澤에 작탁을 시행합니다.

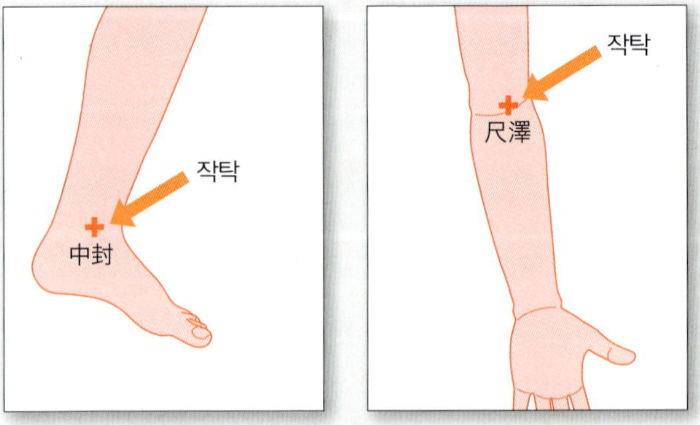

中封과 尺澤을 하나로 연결하는 듯한 이미지로 자침합니다.

[그림1-32] 복부어혈 처치

왜 중봉中封인가 하면 오행혈 중에서 이 혈은 '경혈經穴'에 해당합니다. 《난경》에서 언급되고 있듯이 "경經은 긴 흐름을 말하고 그 속에서 맥기脈氣가 흘러간다"라고 생각할 수 있습니다. 간경肝經을 사용하는 것은 '혈血'의 체내배분을 조절하는 기능을 간肝이 수행하고 있는데, 필요한 경우에 필요한 만큼 혈액을 송출하고 또한 저장해 두는 것에 관여하는 간이라는 장기의 경락이기 때문입니다.

척택尺澤은 폐경肺經이고, 어혈에 편도가 관여하고 있는 경우가 많기 때문에 조합시켜 사용하는 것입니다. 그리고 수족의 밸런스도 생각하고 조합시켜 사용하는 것입니다. 척택尺澤은 '합혈合穴'에 해당하는데, 이것은 합류한다는 의미와 조정한다는 의미도 포함되어 있다고 생각됩니다.

임상은 이치나 이론보다 사실에 기반을 두는 것으로, 경험의 축적을 통해 이 조합이 생겨난 것입니다.

그 외에 어혈 처치에 사용하는 것으로 혈회혈血會穴인 격수膈兪와 지양至

포인트: 어혈괴의 바로 아래에 자침하여 작탁을 시행합니다. 또 어혈에 의해 치골각(angle of pubis) 부근이나 서혜부 혈관열공(lacuna vasorum) 부근에 압통이 있는 경우는 각 부위에 작탁을 시행하면 혈액의 흐름이 좋아져서 어혈이 개선됩니다.

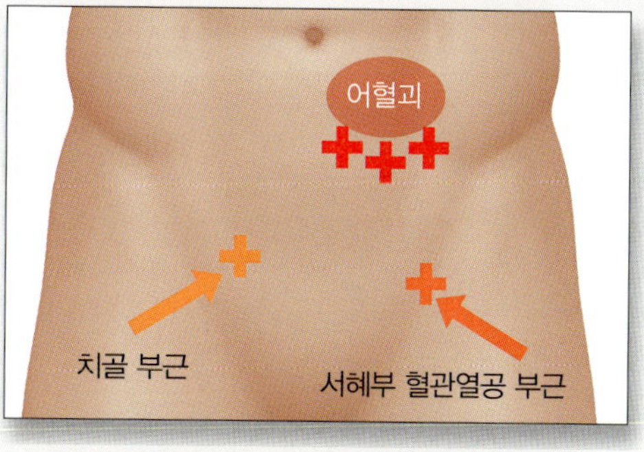

[그림1-33] 어혈이 잘 제거되지 않는 경우의 처치

陽이 있고, 또 서혜부의 혈관열공lacuna vasorum이라는 대퇴동맥femoral artery이 통과하고 있는 협소 부분(혈류장애가 일어나기 쉬움)에서 압통 등이 나타나는 반응부위와 치골부근의 압통부위에 작탁을 시행하면 좋습니다[그림1-33].

3장(증례9, 162쪽 참조)에서 언급하고 있는데, 전신권태全身倦怠하고 피로곤비疲勞困憊하면서 어혈증瘀血症이 심하여 복부의 압통도 물론이지만 응어리처럼 뭉친 어혈괴瘀血塊가 있어 누르면 얼굴을 찡그리면서 아파하던 환자가 있었습니다. 중봉中封에 자침한 후에 작탁을 오래하고, 척택尺澤도 오랫동안 작탁을 하였습니다.

그렇게 하고 잠시 뒤에 복부를 누르자 응어리가 제거되어 버린 것입니다. 환자도 매우 놀라워했습니다. 응어리가 드라마틱하게 빨리 없어졌기 때문에 나도 이 처치의 위력을 똑똑히 느꼈던 그때의 경험을, 15년 이상 지난 지금도 어제 일처럼 생생하게 기억하고 있습니다.

심장혈류촉진 처치(강심強心 처치)

혈관계 처치 중에서 가장 주의를 요하고 다른 처치보다 우선시해야 하는 것이 이 처치입니다[그림1-34, 1-35]. 심장 기능이 저하(허혈성심질환 상태)되면 흉부 및 명치부위의 동통이나 위화감, 전신권태, 피로곤비疲勞困憊와 같은 양상을 나타냅니다. 맥상은 약단弱短한데 특히 좌측 촌구寸口의 심맥心脈이 약맥弱脈으로 나타나고, 관상척중關上尺中의 맥도 거의 느껴지지 않습니다.

처치는 맥상이 강해질 때까지 삼음교三陰交, 노궁勞宮, 음릉천陰陵泉에 20~30분간 유침을 합니다. 이때에 다른 처치는 하지 않습니다. 다만 백회百會에 추가로 자침하고 유침시켜도 괜찮습니다.

심장순환계를 강화하는 심포경心包經과 진액에 관여하는 비경脾經을 조합하여 전신 순환계를 부활시키는 처치입니다.

맥상은 약단(弱短): 세(細)·침(沈)·허(虛), 거의 만져지지 않는 맥

예: 허혈성심질환, 전신권태, 피로곤비

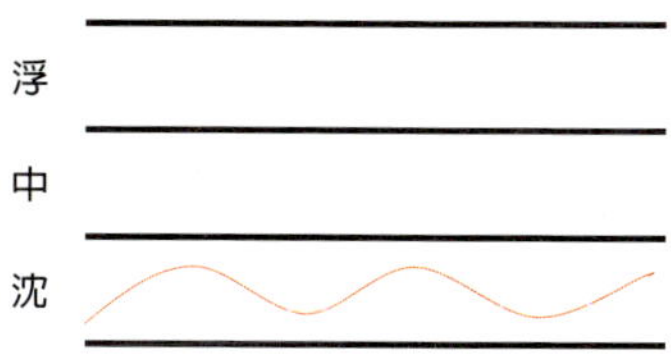

[그림1-34] 심기능이 저하된 맥상

▶三陰交·陰陵泉·勞宮에 20~30분 유침. 강심 처치라고도 합니다.

※ 百會를 추가해도 좋습니다.

※ 勞宮에 압통이 있는 경우는 심포경(心包經)의 기수혈(氣水穴)인 間使와 曲澤을 취혈합니다.

[그림1-35] 심장혈류촉진 처치법

간문맥울혈 처치

한방의 대가인 유모토 규신湯本求眞 선생은 다음과 같이 설명하고 있습니다.

"문맥은 판막장치가 없고 아래로 내려가는 간내정맥은 많은 수의 분지가 있으며, 또한 간실질 내를 통과할 때에 저항이 크기 때문에 혈압이 미약하여 역류하기 쉽습니다. 만약 어혈이 있으면 혈압은 떨어지고 정맥의 본원인 복강내 여러 장기·조직의 혈관 내에 어혈이 침착하여 혈색血塞을 만들게 됩니다. 특히 그 본류에 해당하는 하장간막정맥inferior mesenteric vein의 기시부인 하복부는 가장 혈색血塞이 생기기 쉬운 곳입니다."(나가하마 요시오長濱善夫,《동양의학개론東洋醫學槪論》)

이것은 어혈과의 관계에 대해 말하고 있는데, 광의의 어혈이라는 것에는 복벽이나 복막의 동맥뿐 아니라 정맥의 울체도 포함되어 있는 듯합니다.

어혈과 관계가 깊은 간문맥portal vein에는 신체의 주된 정맥들이 합류하고 있는데, 그중에서 상장간막정맥superior mesenteric vein 이외에 하장간막

정맥inferior mesenteric vein, 비정맥splenic vein은 몸의 좌측에 분포하고 있습니다. 어혈에 대한 복부의 반응이 좌측에 나타나기 쉬운데, 간문맥의 울혈 등과 같은 혈류장애도 좌측에 나타나기 쉬운 이유를 알 수 있습니다. 문맥에서는 간을 경유하지 않고서 대정맥계와 연결되는 여러 가지 측부로(바이패스)가 있습니다. 이와 같은 연락로連絡路는 대부분 기능하고 있지 않는 것이 보통입니다. 하지만 간문맥에 통과장애가 일어나면 문맥계의 혈액이 대정맥계로 환류하게 되는데, 이때 이 바이패스가 일을 시작하게 됩니다. 간장 내에 울혈, 염증 등과 같은 어떤 원인이 있다면 생기게 된다는 것입니다. 이 통과장애로 문맥의 혈류저항이 증대하게 되는데, 이것을 이른바 문맥압 항진이라고 합니다.

이때에 가능한 바이패스는 세 가지가 있는데, 그 하나는 직장정맥계입니다. 문맥압의 항진일 때에 직장정맥은 내장골정맥에서 하대정맥을 통해 지나갑니다. 그러나 이때 직장정맥망의 흐름을 좋아지게 한다면(특히 상직장정맥은 문맥으로 유입), 문맥의 흐름도 좋아지게 됩니다. 이와 같은 것이 근거가 되어 간문맥울혈 처치가 성립되는 것입니다.

이 상직장정맥은 하장간막정맥에서 문맥으로 이어져 있는데, 하장간막정맥은 신체의 중심에서 좌측에 위치합니다. 그 때문에 처치혈이 좌측 회양혈會陽穴으로 되어 있지만 우측에 시행해도 물론 상관없습니다. 그것과 함께 대장의 배수혈背兪穴인 우측 대장수大腸兪를 사용합니다. 우측을 사용하는 것은 좌우의 밸런스를 맞추기 위함입니다[그림1-36]. 편도 처치와 부신副腎 처치의 배혈配穴도 상하의 밸런스를 맞추는 것입니다.

처치혈: 좌측 會陽穴과 우측 大腸兪
좌측 會陽에는 1촌6번(0.26×30mm)~2촌4번(0.22×60mm) 침으로 上仙穴 방향(그림의 화살표 방향)으로 횡자합니다.

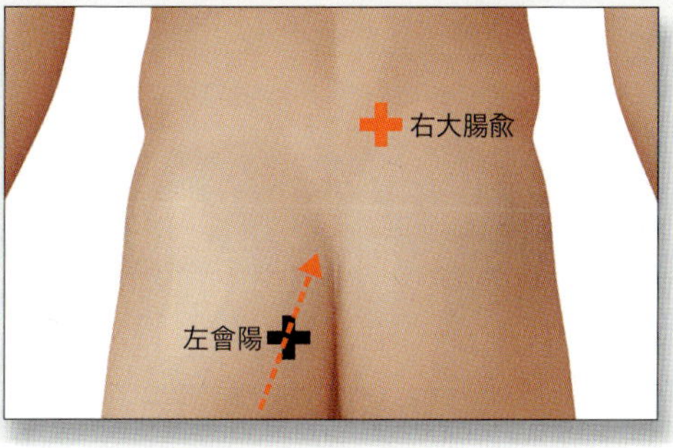

[그림1-36] **간실 처치1: 지맥(遲脈)**

삭맥數脈이 강할 때에는 간 이외의 장기에 의해 발생하는 간문맥울혈의 간실증肝實證을 억제해야 합니다. 사용하는 경혈은 모두 우측(간이 있는 쪽)에서 취혈하는데, 부류復溜(신경), 누곡漏谷(비경), 척택尺澤(폐경) 또는 곡지曲池(대장경), 극문郄門(심포경), 소해少海(심경)를 사용합니다[그림1-37].

난치질환의 하나로 특발성문맥압항진증(반티증후군)이라는 것이 있습니다. 이 질환의 경우에도 식도정맥류가 발생되지 않았다면 이 처치를 사용할 만한 가치가 충분히 있습니다.

처치혈: 우측 復溜, 우측 漏谷, 우측 曲池, 우측 郄門, 우측 少海

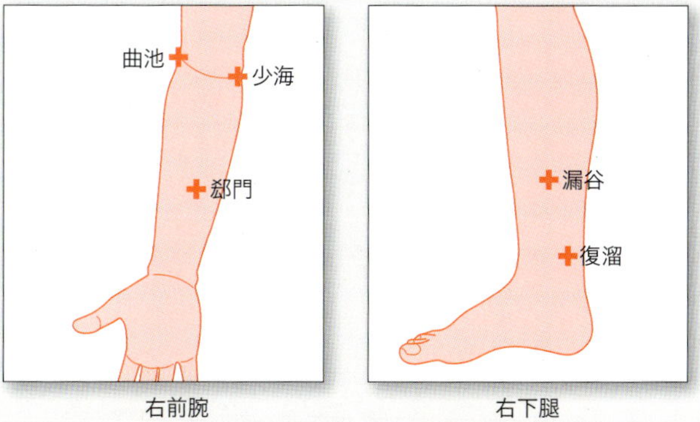

[그림1-37] **간실 처치2: 삭맥(數脈)**

골반허혈 처치

일반적인 냉증, 저혈압, 저체온이나 갱년기장애, 초로기 이후에 발생하기 쉬운 허리와 다리의 시림, 어깨결림, 침침한 눈, 권태감, 피로감, 두통, 두중頭重, 손발저림 등의 증상의 원인이 되는 골반허혈상태를 개선시키는 처치입니다.

맥은 세맥細脈이나 또는 가운데가 비고 혈류가 약한 혈허血虛(그림1-38)를 나타내는 맥상이 나타나는 경우가 많고, 손발 이외에 복부 냉증도 자주 나타납니다.

맥상이 세맥(細脈)이거나 혈허를 나타내는 맥

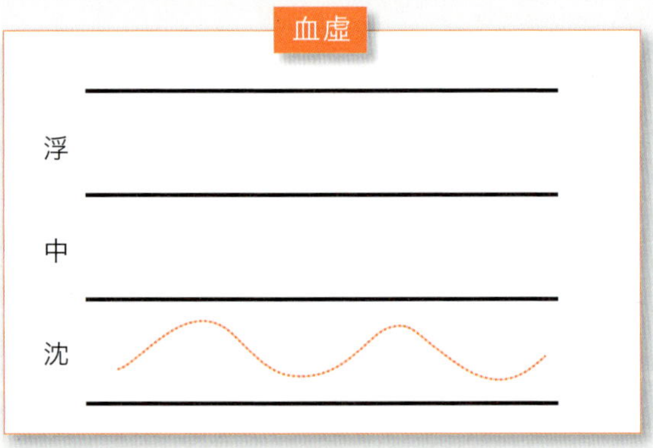

※ 혈허의 맥은 알기 어려운데, 중맥(中脈)이 만져지지 않아 파를 누르고 있는 듯한 중간이 텅 빈 이미지입니다.

[그림1-38] 골반허혈의 진찰: 맥상진

처치혈은 삼음교三陰交·내관內關(혈해血海나 극문郄門으로 바꿔도 좋음)이고, 골반부에서는 팔료혈八髎穴, 그중에서도 상료上髎·차료次髎가 포인트입니다[그림1-39]. 전자의 삼음교三陰交와 내관內關은 순환계와 관계가 깊으면서 진액을 담당하는 비경脾經과 혈액순환계를 부활시키는 심포경心包經 입니다. 후자의 팔료혈八髎穴은 다음과 같은 의미가 있습니다. 골반부에 있는 총장골동맥common iliac artery에서 외장골동맥·내장골동맥이 나오는데, 외장골동맥은 허벅지 앞쪽으로 나와 대퇴동맥이 되고 다리의 시림에 관여합니다. 또한 내장골동맥의 흐름이 나빠지면 이것은 골반내 장기(전립선이나 자궁)에도 분포하고 있기 때문에 남녀의 갱년기장애에 의한 냉증에 영향을 주게 됩니다.

① 三陰交와 內關(또는 郄門)에 작탁보침과 시구(施灸)를 시행합니다. 血海를 추가해도 좋습니다.

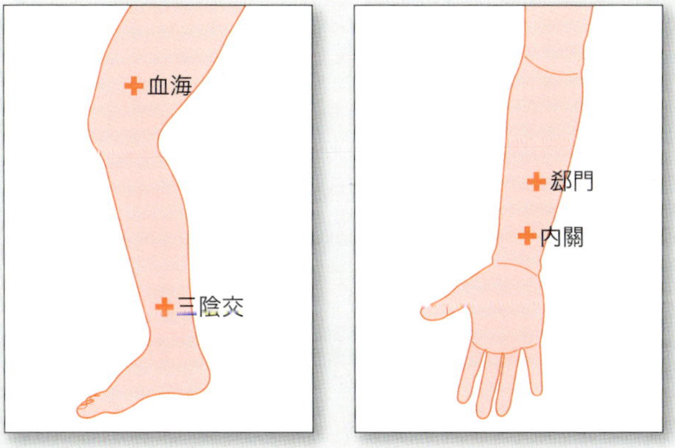

② 골반부의 八髎穴과 大腸兪 등의 반응점에 구두침을 실시해도 좋습니다.

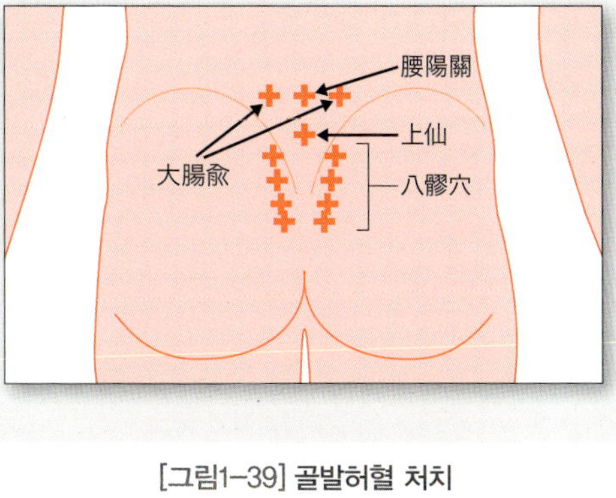

[그림1-39] 골발허혈 처치

골반울혈 처치

골반울혈이라는 용어는 원래 부인과의 범주에 들어 있습니다. 골반내 울혈증후군pelvic congestion syndrome에 대해서 부인과 전문서적에는 다음과 같이 나와 있습니다.

"혈관운동신경의 실조에 의해 골반내 울혈이 발생하게 되고 자궁천골인대uterosacral ligament 등의 골반결합조직의 증식과 경화가 생기게 되며 그 결과로 생겨난 요통, 하복부통 등을 주증상으로 하는 증후군입니다. 그 외에 두통, 어깨결림, 현기증 등과 같은 전신적인 부정수소indefinite complaint를 자주 동반합니다. 스트레스에 의해 심인성의 골반부 충혈, 울혈, 부종, 동통이 발생되는 것이라고 생각됩니다."(구지 나오타로久慈直太郎, 《산부인과 임상을 위하여》)

진찰할 때에는 견정肩井의 압통을 확인하게 되는데, 이 견정이라는 경혈

처치혈: 陰陵泉에 천천히 심자하여 작탁하고 商丘, 郄門(間使)을 보조적(심자하지 않음)으로 추가합니다.

※골반울혈을 진찰할 때에 肩井이나 陰陵泉에 강한 압통이 확인되는 경우가 많습니다.

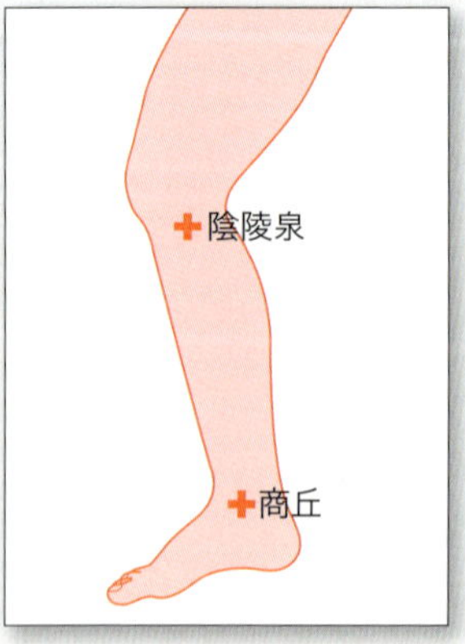

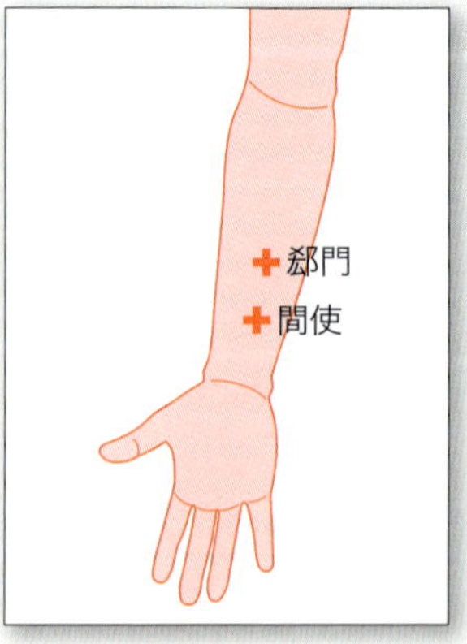

[그림1-40] 골발울혈의 처치

은 담경膽經에 속합니다. 담경膽經은 머리로 지나가면서 중추中樞에 관여하고 있으며, 정신신경적인 반응이 나타나기 쉽습니다. 그리고 음릉천陰陵泉의 압통도 진단하게 되는데, 진액의 울체일 경우에 골반내의 울혈반응으로 나타납니다.

이 처치는 여성에게 많이 사용하지만 남성에게 사용해도 무방합니다. 처치혈은 상구商丘, 음릉천陰陵泉, 간사間使 혹은 극문郄門을 사용합니다[그림 1-40]. 결국 비실脾實로 인해 발생된 것입니다. 비경脾經은 하복부로 이어져 있고 '비脾는 혈血을 총괄한다'라고 하기 때문에 골반의 울혈상태를 비실증脾實證이라고 진단합니다.

이 때문에 비경脾經의 기수혈氣水穴에 해당하는 상구商丘와 음릉천陰陵泉을 조합하게 됩니다. 간사間使는 순환장애를 개선하고, 골반울혈의 원인은 심인성이기 때문에, 심포경心包經의 '기혈氣穴'을 사용하는 것입니다(극문郄門을 사용해도 좋습니다). 스트레스 사회인 오늘날 이 처치를 사용해야 하는 환자들이 적지 않습니다.

추골뇌저동맥 촉진처치

추골동맥은 전사각근의 안쪽에서 시작하여 제6번 경추보다 위쪽에 있는 모든 추골의 횡돌기를 순차적으로 꿰뚫으며 상행합니다. 환추atlas의 횡돌공transverse foramen을 뚫은 뒤에 안쪽을 향하여 구부러져 지나갑니다. 그런 뒤에 좌우의 추골동맥vertebral artery은 합쳐져 하나의 뇌저동맥basilar artery이 되고 연수, 교pons, 소뇌, 대뇌후부에 분포합니다.

이 동맥이 관여하는 질환 중에서 뇌저동맥경색, 뇌저동맥혈전증은 침구의 부적응증이고, 적응증은 추골뇌저동맥 혈류장애입니다.

중년·노인 분들에게 많이 발생하는데, 증상으로 일과성 뇌허혈에 의한 현기증, 혓구역질, 구토, 사지의 저림 및 마비, 시력장애, 연하곤란, 후두부의 두중감, 언어장애, 보행장애 등의 비교적 가벼운 증상에 효과가 있습니다. 처치는 다음과 같습니다.

- 음곡陰谷, 곡천曲泉, 상사독上四瀆(81페이지 참조)에 약하게 작탁을 시행합니다[그림1-41].

陰谷(신장), 曲泉(간), 上四瀆(삼초)의 순서로 약하게 작탁을 시행합니다.

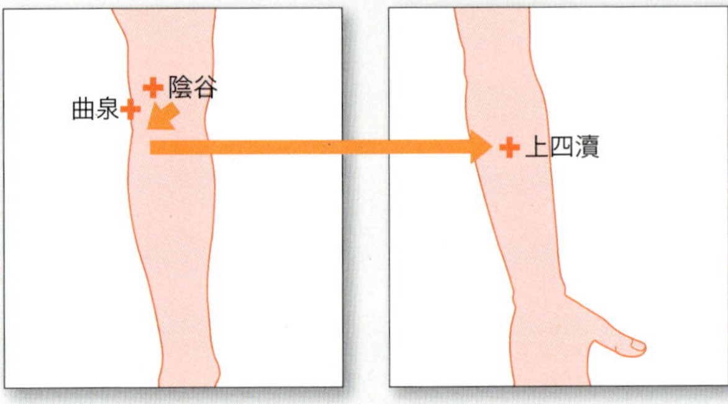

[그림1-41] **추골뇌저동맥 촉진처치1**

- 위중委中, 비양飛揚에 작탁보침을 하고 곤륜崑崙에 작탁사침을 합니다[그림1-42].

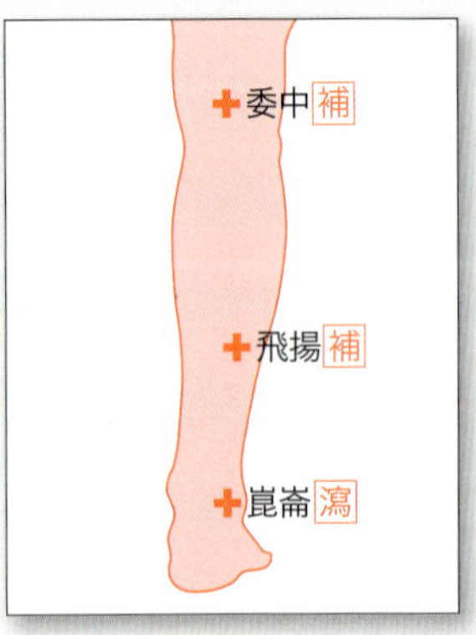

委中, 飛揚에 작탁보침하고 崑崙에 작탁사침을 합니다.
이 처치는 시상하부 항진의 억제에도 유효합니다. 이 처치는 각 경혈의 일본어 이름 앞글자를 따서 '이히콘'이라고도 부릅니다.

※이히콘은 자율신경조정 처치에도 사용됩니다.

[그림1-42] **추골뇌저동맥 촉진처치2**

• 천주天柱, 풍지風池, 완골完骨 등으로 후두부의 울혈이 생겼을 때 절피切皮 또는 천자사침淺刺瀉鍼을 합니다[그림1-43].

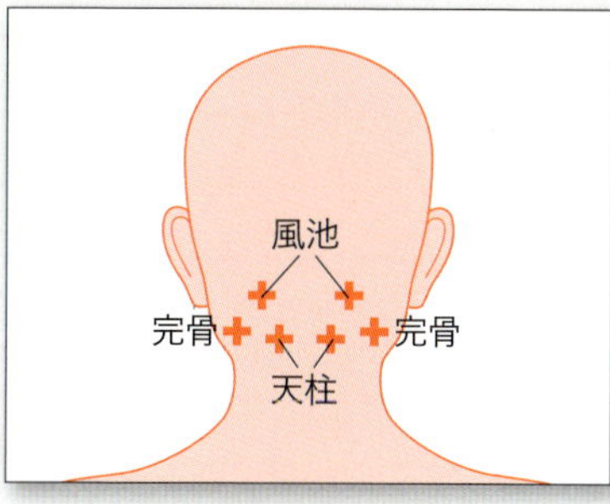

후두부의 울혈에 대해 天柱, 風池, 完骨 등에 절피나 또는 천자사침을 시행합니다.

[그림1-43] 추골뇌저동맥 촉진처치3

하수 처치

복근의 이완, 복압의 저하 등에 의한 내장하수(마른체형이나 비만체형에도 자주 나타남)는 내복사근·외복사근 및 복횡근 등이 하방으로 잡아 당겨지게 되어 서혜부에서 하지부까지 혈행장애를 유발하게 되고 슬관절통이나 장골서혜신경통illo-inguinal neuralgia 등의 유발요인이 됩니다.

이 처치는 이완된 근육·인대 등을 강화하고 복근의 긴장을 도모합니다. 결국 하복부의 복압을 올리고 복강내 장기의 혈류를 개선시켜서 관절통이나 신경통이 소실되도록 합니다.

하수下垂를 앓고 있는 사람의 맥상은 촌구寸口는 뛰지만 척중尺中은 뛰지 않는 전부후침前浮後沈(척락尺落)이라고 하지만, 그렇다고 반드시 이런 맥상만 나타난다는 의미는 아닙니다[그림1-44]. 때로는 침沈, 지遲나 긴삭緊數인 경우도 있습니다. 처치의 기준이 되는 서혜부(환자를 앙와위로 눕히고 무륜을 세운 뒤 시술자가 네 손가락으로 2~3kg의 압박을 가함)와 기호혈氣戶穴 부위의 압통을 진찰합니다. 그리고 부인 중에 하복부 수술을 받은 사람이나 고령자 중에 하복부가 연약한 사람은 하수下垂가 쉽게 나타나는 경향이 있습니다.

맥상에 따라 배혈配穴을 취사선택하여 적절히 사용합니다. 처치는 다음과 같습니다.

① 맥상진

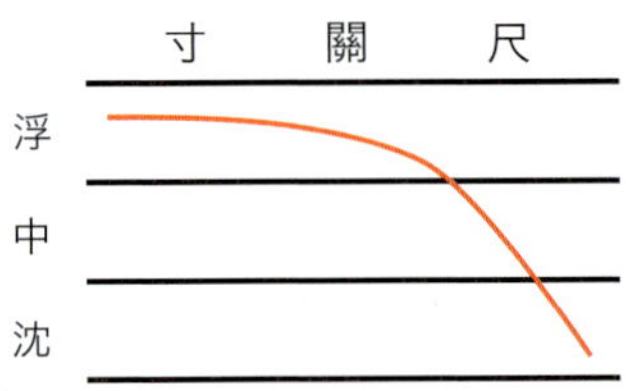

前浮後沈(尺落)

※ 반드시 이러한 맥상만 나타난다는 의미는 아닙니다.

② 서혜부와 氣戶穴의 압통

서혜부: 하수에 의해 내복사근 · 외복사근 및 복횡근 등이 아래로 당겨져서 켕기고 서혜부가 굳어집니다.

氣戶穴: 하수로 인해 쇄골 아래의 근육이 아래로 당겨지기 때문에 압통이 나타납니다.

[그림1-44] 하수 진찰

삭맥數脈(1분에 80회 이상)인 경우는 복토伏兎, 풍시風市, 내음內陰, 충문衝門, 기호氣戶, 극문郄門에 조금 오래 작탁을 하거나 혹은 15~20분간 유침을 합니다[그림1-45]. 그런데 내음혈內陰穴은 경외기혈로, 음곡혈陰谷穴에서 신경腎經을 따라 4~5횡지 상방에서 취혈합니다. 또 내음혈內陰穴 부위는 평전씨십이반응대平田氏十二反應帶의 소장구小腸區에 속합니다. 평전씨십이반응대라는 것은 히라타 구라키치平田內藏吉가 제창했던 내장에 변화가 있을 때 생기는 지각과민대知覺過敏帶의 체표 구분입니다. 선친이신 나가노 기요시 선생은 이 평전씨십이반응대를 치료에 응용하셨습니다.

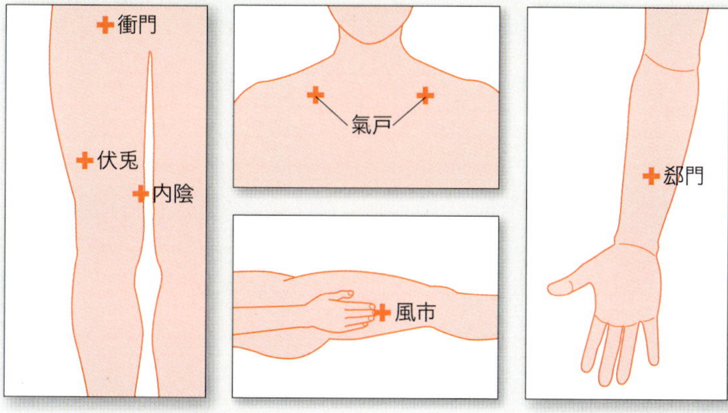

伏兎, 風市, 內陰, 衝門, 氣戸, 郄門에 오랫동안 작탁하거나 15~20분 유침을 시행합니다. 신체의 아래에서부터 위쪽으로 시술합니다.

[그림1-45] **하수 처치: 삭맥(數脈)**

▶ 환자를 측와위(환측이 위로 오게 함)로 하여 京門, 生邊, 大腸兪의 순서로 작탁합니다.

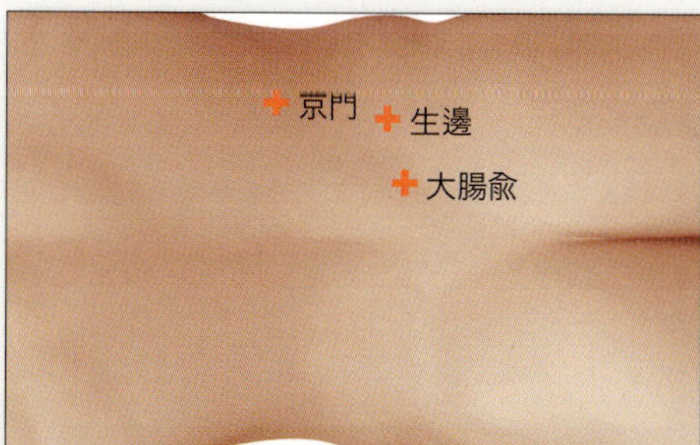

[그림1-46] **하수 처치: 지맥(遲脈)**

지맥遲脈인 경우는 경문京門, 생변生邊, 대장수大腸兪에 작탁을 시행합니다[그림1-46]. 이것을 시행할 때에는 환자를 측와위(옆으로 누운 자세)로 눕혀서 환측을 위로 올라오게 한 뒤에 이 3혈에 자침합니다. 경문京門은 신경腎經의 복모혈腹募穴이고, 하수下垂는 신허腎虛와도 관계가 깊습니다(하복부 연약). 생변生邊, 대장수大腸兪는 내복사근·외복사근의 혈류를 촉진하고 복압을 올리는 역할을 합니다. 생변生邊도 경외기혈로, 견갑골 내연에서 내린 가상의 수직선과 장골릉의 교점에서 취혈합니다.

신경 · 내분비계 처치

우리가 살아가고 있는 현대는 '스트레스 사회'라고 불러도 될 정도로 여러 가지 스트레스로 가득 차 있습니다. 캐나다 의학자 한스 셀리에hans selye는 스트레스를 일으키는 스트레스 요인stressor을 다음과 같은 네 가지로 나누고 있습니다(스트레스학설).

1. 물리적 스트레스 요인: 고온, 소음 등
2. 화학적 스트레스 요인: 대기오염, 산소부족, 영양장애 등
3. 생리적 스트레스 요인: 병원균 등
4. 정신적 스트레스 요인: 대인관계, 정신적 고통 등

이 중에서 특히 정신적 스트레스 요인은 재현이 불가능합니다. 하지만 다른 세 가지는 재현할 수 있기 때문에 대책을 세워 미연에 방지할 수 있습니다. 정신적 스트레스 요인을 재현하여 제거한다고 하는 것은 아직 불가능한 일입니다. 그 때문에 여러 가지 치료법, 심리요법이 생겨나는 것입니다.

신경·내분비계 처치는 나가노식 치료 중에서도 서양의학적 근거를 많이 도입하고 있습니다. 따라서 동양의학적 발상과 사고방식, 수기手技 및 서양의학적 이론과 지견을 융합시킨 나가노식 치료는 신경·내분비계가

원인인 여러 가지 증상과 기능적인 질환에 대처할 수 있습니다.

처치법의 해설에 들어가기 전에 역사를 거슬러 올라가 고대 중국인은 뇌(신경)를 어떻게 보고 있었는지 조금 언급해 보려고 합니다.

고대 중국인의 생각은 "사람이 태어날 때에는 먼저 정精이 생기고, 정精이 이뤄지고 난 뒤에 뇌수腦髓가 생긴다"에 나타나 있다고 생각합니다(《영추·경맥편經脈篇》). 이것은 놀랍게도 현대 발생학과 부합되는 점이 있습니다.

뇌는 외배엽에서 생겨나고 이 뇌가 되는 부분은 신경판이라고 하며, 신경판에서 뇌와 척수의 근원이 되는 신경관이 생겨나게 됩니다. 그 전방부가 두꺼워지면서 '팽창(팽대)'하여 뇌가 됩니다.

그 외 나머지 부위에서 척수가 되고 중앙의 관 부분은 그대로 남아 뇌척수액으로 채워질 뇌실과 척수의 중심강이 됩니다. 중국인의 생각인 '정精이 모여 뇌腦를 형성한다'라고 하는 것은 이 '팽창(팽대)'을 가리키는 것일지도 모릅니다.

'팽창(팽대)'부의 앞쪽에는 생명활동의 유지와 에너지의 원천이 되는 뇌간·간뇌 부분이 됩니다. 그런데 또 다른 면에서 고대 중국인의 생각은 서양의학과 달리 뇌를 이루고 있는 수髓를 '신腎'에서 발생된 것으로 보고 있습니다. 이러한 '신腎'과의 연계는 독특한 견해로서, 둘 사이의 밀접한 관계를 지적하고 있는 것입니다.

'신腎'이라는 것은 정精을 저장하는 곳이고, 또한 수분이나 체액의 조절을 담당하고 있는 곳이기도 합니다. 결국 신체의 성장, 조정 등의 작용이 있고, 오늘날에 말하는 비뇨기나 내분비와도 밀접한 관계가 있다고 말할 수 있습니다. 그렇다면 신腎은 부신도 포함하고 있다고 생각할 수 있습니다.

부신 처치

내분비계 처치의 핵심이 되는 것이 바로 이 부신副腎 처치입니다. 내분비계와 자율신경계의 중추는 모두 '팽창(팽대)'부 앞쪽에서 발생되는 간뇌interbrain에 속해 있는 시상하부hypothalamus입니다.

이 때문에 나중에 서술할 자율신경조정 처치와 형제 관계에 있는 처치법이면서 또한 부신 처치는 응용범위가 넓은 것이 특징입니다. 자율신경실조증, 전신권태, 갱년기장애(남성도 포함), 우울증, 면역저하 등과 같은 모든 방면에 영향을 주고 기초가 되는 처치입니다.

배혈은 조해照海, 유부兪府에 유침(15~20분)하거나 조금 길게 작탁하면서 자침하는 것이 기본이지만 증상과 체격에 따라 조해照海 대신에 태계太溪나 부류復溜, 축빈築賓을 취혈해서 사용하기도 합니다[그림1-47]. 거기다 척택尺澤이나 천유天牖, 수삼리手三里와 같은 편도 처치를 가하면 더욱 더 효과가 강화됩니다.

▶ 照海, 兪府는 유침(15~20분) 또는 오랫동안 작탁을 시행합니다.

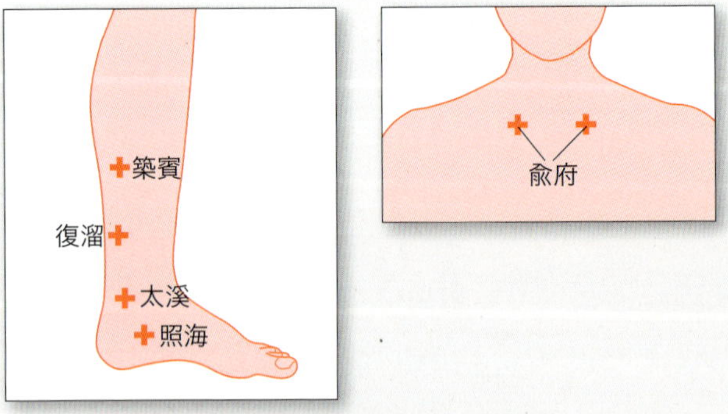

※ 照海 대신에 太溪, 復溜, 築賓을 사용해도 좋습니다.

[그림1-47] 부신 처치

구체적으로 보면, 부신피질adrenal cortex의 기능저하(침지맥沈遲脈) 및 부신수질adrenal medulla의 기능저하, 그리고 부신수질의 항진(교감신경의 긴장을 의미하고 신경腎經의 화혈火穴인 연곡然谷의 압통이 강하게 나타남)과 같은 원인으로 생각되는 경우는 부신 처치를 기본적인 배혈로 함께 사용해도 좋을 것입니다. 요컨대 이 처치를 이용하여 부신adrenal gland의 기능을 조정하려는 것입니다.

자율신경조정 처치

내분비계와 형제관계에 있는 것이 자율신경계입니다.

실제로 임상에서 자주 나타나는 것이 교감신경의 과긴장 상태인데, 이때의 맥상은 긴삭緊數이나 현삭弦數입니다.

그리고 체표에서 반응이 잘 나타나는 곳이 조금 전에 언급했던 연곡혈然谷穴의 압통입니다. 연곡혈은 신경腎經에 속하고 화혈火穴에 해당합니다(화혈火穴에는 해당 경락의 허실반응이 나타나기 쉽습니다). 신경腎經은 앞에서 서술한 것처럼 부신adrenal gland을 포함하고 있기 때문에 연곡혈然谷穴의 압통은 부신수질의 반응을 의미하고 있다고도 볼 수 있습니다. 이렇게 볼 수 있는 근거는 부신수질이 내분비 장기이면서 교감신경성 뉴런neuron이 존재하기 때문입니다.

거듭 말씀드리자면, 교감신경의 자극을 받으면 수질의 세포는 혈액 중으로 아드레날린과 노르아드레날린을 분비하고, 이것들이 신경계에서 신경전달물질로 작용합니다. 따라서 연곡然谷의 압통은 교감신경의 긴장이라고 말할 수 있는 것입니다. 그 외에도 복진할 때, 복부의 어디를 누르더라도 압통이 있거나 척추기립근이나 광배근의 긴장과 뭉침이 심하게 나타나 있는 경우가 있습니다.

처방혈은 다음과 같습니다.

1. 조해照海(혹은 부류復溜, 태계太溪, 축빈築賓), 유부兪府(천유天牖, 수삼리手三里나 척택尺澤).
2. 수족의 지간혈指間穴[그림1-48], 족저리횡문足底裏橫紋[그림1-49].
3. 요수腰兪[그림1-50].
4. 외네이블4점 처치[그림1-51].
5. 위중委中, 비양飛揚, 곤륜崑崙.

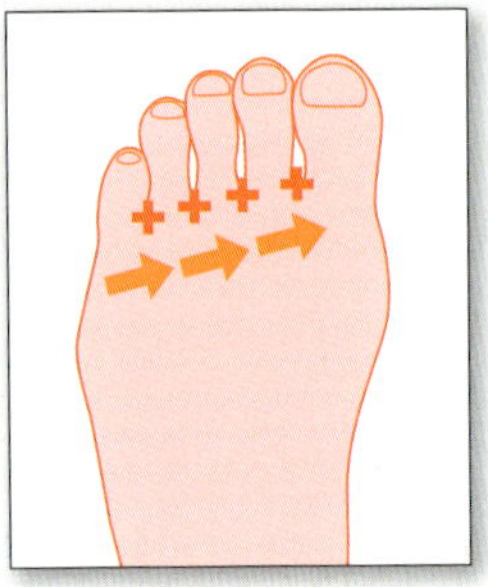

손·발가락 사이가 갈라지는 곳에 외측에서 내측의 순서로 작탁합니다.

▶ 우울증 환자에게도 유효합니다.

▶ 손도 효과가 있지만 발을 잘 사용합니다.

[그림1-48] **수족의 지간혈**

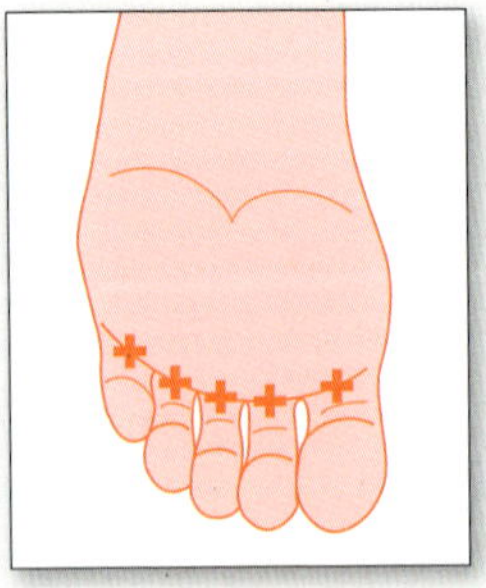

발가락 아래쪽에 있는 횡문 중앙부입니다.

▶ 발가락 10개를 모두 취합니다.

▶ 혈압이상이 있는 경우나 목보다 위쪽에서 나타나는 증상에 잘 사용됩니다.

[그림1-49] **족저리횡문**

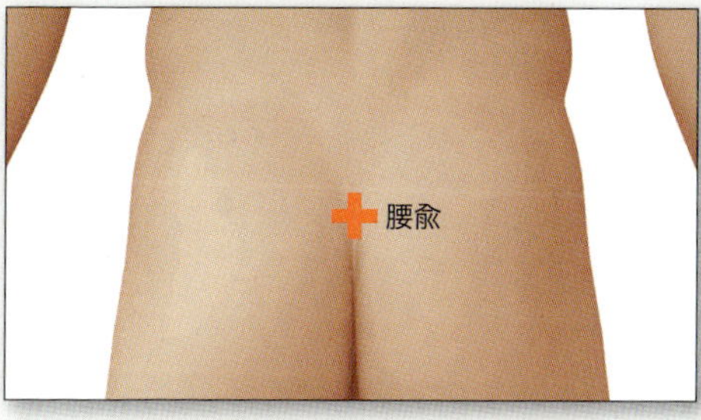

척수 말단의 마미신경이 척주관(vertebral canal)을 나오는 곳에 있습니다. 정중천골릉(medial sacral crest) 하단, 천골열공(sacral hiatus)의 함몰부에서 취혈합니다. 자침은 상방 45도 방향으로 깊이는 15~20mm로 합니다. 1촌6번(0.26×30mm) 침을 사용합니다.

▶ 교감신경긴장억제에 필수

[그림1-50] **요수**

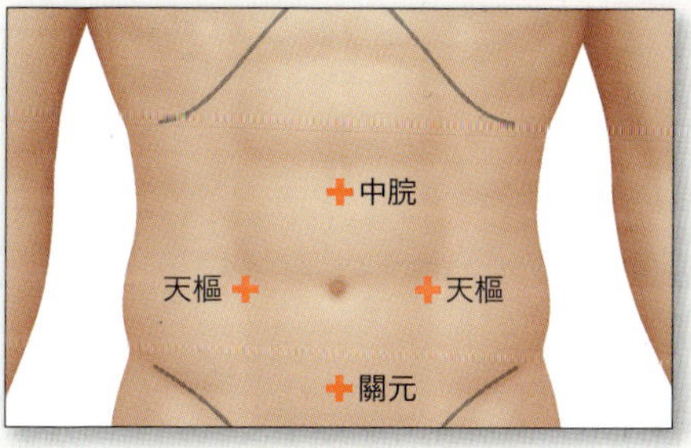

외네이블4점

배꼽 상하좌우의 1~2촌 외방에서 취혈합니다.

中脘(胃의 募穴), 天樞(大腸의 募穴), 關元(小腸의 募穴) 부근

▶ 소화기계 관련증상이 있고 자율신경조정이 필요한 경우에 자주 사용됩니다.

[그림1-51] **외네이블4점 처치**

이러한 혈을 모두 사용해야 한다는 의미는 아닙니다. 필요에 따라서 취사선택하면 됩니다.

① 은 부신副腎 처치의 항목에서 서술하였던 것처럼 내분비계와 자율신경계의 중추인 시상하부에 작용하여 전신의 밸런스를 자동으로 조

절해 갑니다.

2 의 족저리횡문足底裏橫紋은 특히 목보다 상부 증상에 효과가 있습니다.

3 의 요수腰兪는 부교감신경계에 관여합니다.

4 는 알레르기 처치의 내네이블만큼 배꼽 바로 옆에서 취혈하는 것이 아니고 좀 더 바깥쪽에서 취혈하는데, 위치에 폭이 비교적 있는 편입니다. 부교감신경을 강화시키는 것이 목적입니다.

예를 들면 복부의 더부룩함, 위화감, 무른 변, 설사 등과 같은 복부증상의 치료에는 반드시 쓰입니다.

5 는 추골뇌저동맥 촉진처치(혈관계 처치에 속함)로서 사용하는데 한편으로는 교감신경억제에도 효과가 있습니다.

다음은 역으로 교감신경기능을 부활시키는 처치에 관해서입니다. 우선 중요한 것은 맥상인데, 침지맥沈遲脈 등이 나타나는 경우가 많이 있습니다.

경락적으로 말하면 신경허腎經虛입니다. 만성피로나 고령자 등에게 자주 보입니다. 치료는 등背 부위를 중심으로 시술하게 됩니다. 침지맥沈遲脈은 '음陰'를 의미하고, 이것과 밸런스를 맞춘다는 의미로 '양陽'의 부위인 등 부위를 치료부위로 삼게 되는 것입니다. 이 경우, C7~L5에 해당되는 경락의 독맥督脈과 방광경膀胱經의 경혈을 사용하게 됩니다.

여기서 혼동하기 쉬운 것이 혈관운동신경 활성화처치 즉 횡V자추간자침입니다. 횡V자추간자침은 교감신경간sympathetic trunk이나 혹은 척수후근 쪽을 향해서 자침하게 되는데, 이를 통해 혈관의 수축과 확장을 촉진하여 혈액량을 증가시키며 장기·기관·조직 등을 활성화시킵니다. 결국 자율신경을 매개로 하지만 혈관계에도 작용합니다(실제는 자율신경과 혈관계 양쪽에 걸쳐 있는 처치라고 할 수 있습니다).

교감신경기능을 부활시키는 처치는 경락적인 관점에서 병태와 대조적으로 '양陽'의 부분인 등 부위의 경혈을 사용하고 있는 것입니다. 그 중심이 되는 것이 독맥督脈이고 방광경膀胱經입니다. 이를 통해 결과적으로 교감신경에 영향을 주게 되는 것입니다.

혈관운동신경 활성화처치(횡V자추간자침)

혈관벽 중막中膜의 평활근은 거기에 분포하고 있는 자율신경의 영향을 받아 혈관의 내경을 확장시키기도 하고 축소시키기도 합니다. 이 혈관벽의 평활근에 작용하는 신경은 혈관운동신경이라고 부르는데, 혈관벽을 수축시키는 혈관수축신경과 확장시키는 혈관확장신경이 있습니다. 전자는 교감신경이고, 후자는 부교감신경입니다.

혈관운동신경 활성화처치(횡V자추간자침)는 혈관운동신경의 중추인 뇌와 척수를 매개로 하여 전신의 혈액순환을 촉진하고 혈액량을 증대시켜 운동기계나 내장기관의 순환 및 대사를 활성화시키는 것입니다[그림 1-52].

이 처치는 두 가지의 의미가 있습니다. 하나는 연수망상체medullary reticular formation의 혈관운동중추에 작용하는 것이고, 나머지 하나는 척수중추에 작용하는 것입니다.

척수중추라는 것은 주로 교감신경간sympathetic trunk을 말하는 것입니다. 자침위치에 관해서 선친인 나가노 기요시 선생과 의논을 한 적이 있었습니다. "《침구임상 30년의 궤적》에는 자침부위가 극돌기의 바로 옆이라고 되어 있지만 교감신경간을 목표로 하는 것이라면 횡돌기의 바로 옆이 좀 더 처치의 의미에 부합되는 것은 아닐까요?"라고 질문했을 때, 선친은 제 의견에 동의하셨습니다.

자침부위는 척추간의 협소부위나 골극osteophyte 등을 목표로 합니다.

▶ 장기·기관과 관련이 깊은 척추의 추간(椎間)에 자침하면 혈관운동신경에 작용하여 목표가 되는 장기·기관의 혈액순환이 개선됩니다.

자침각도

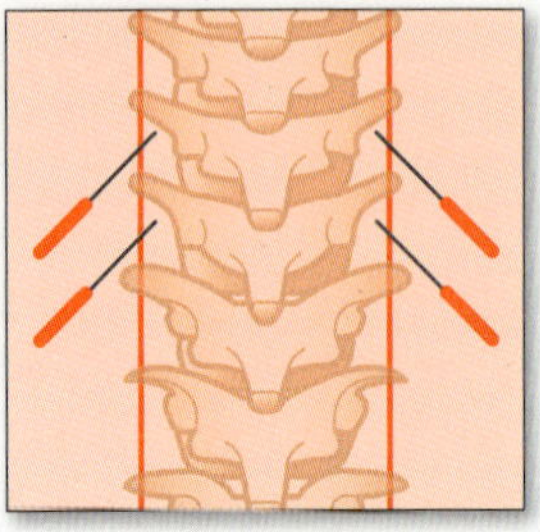

횡돌기에 대해(위쪽으로) 45도 정도의 각도로 10~20mm를 자입합니다. 위에서 보면 V자처럼 보입니다.

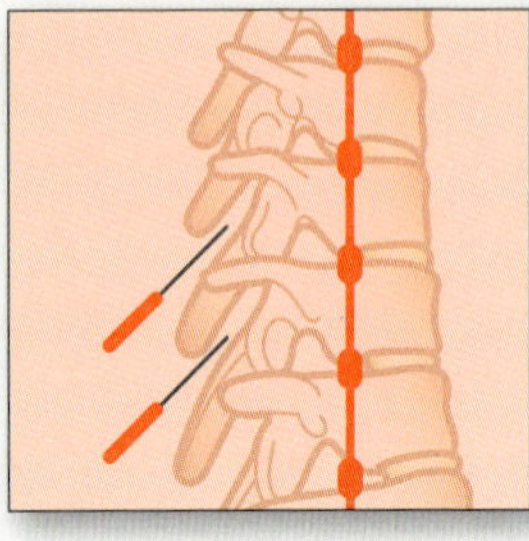

옆쪽에서 본 그림. 위쪽을 향해 자입을 합니다.

자침위치

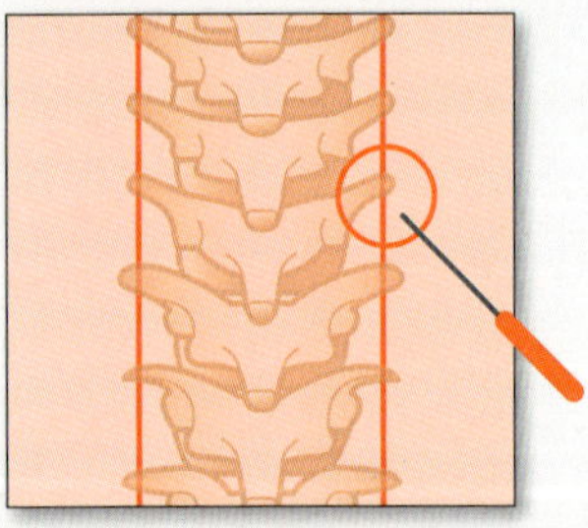

횡돌기의 근방에 자침하여 교감신경간을 목표로 합니다.

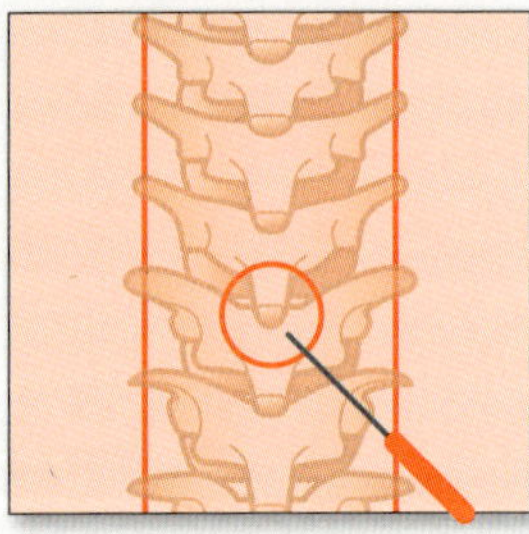

극돌기의 근방에 자침하고 척수 후근신경절을 목표로 합니다.

※ 다만 횡돌기와 극돌기의 사용구분이 명확하게 나뉘어 있다는 의미는 아닙니다.

[그림1-52] **횡V자추간자침**

각 척추는 여러 가지 장기기관, 골격근, 혈관 등에 대응하고 있는데 환자의 자각증과 일치하는 경우가 많이 있습니다. 예를 들면 머리가 어지럽고 무겁다고 하는 경우는 제1경추·제2경추간 및 제2경추·제3경추간의 협소가 나타나는 경우가 많기 때문에 이 부위에 작탁을 하게 됩니다.

《침구임상 30년의 궤적》에는 극돌기의 하방에서 45도 내측방향으로 자침하는 참고사진이 나와 있지만, 앞서 언급했던 것처럼 횡돌기의 하방에서 45도 내측방향으로 해도 좋습니다. 전자는 척수후근을 목표로 하는 것이고, 후자는 척추 전면에 있는 교감신경간을 겨냥하여 접근하려는 것입니다. 깊이는 10~20mm가 좋습니다. 다음의 표는 각각의 척추와 대응하는 장기 등을 간략하게 정리하여 만든 것입니다[그림1-53].

C6 · C7: 인두편도 · 구개편도
T1 · T2: 뇌내의 혈류개선, 안면, 경부(목)
T3: 흉선, 자율신경의 조정
T4: 심장의 혈류개선, 눈의 장애
T5 · T6: 위
T7 · T8: 어혈 · 장
T9: 간
T10: 담
T11: 췌장, 혈당의 조정
T12: 위
L1: 상지, 서혜신경, 부신수질
L2: 신장, 부신피질
L3 · L4: 장, 하지

[그림1-53] **각 척추와 대응하는 장기 · 기관 · 조직**

근육계 처치

근육계 처치가 적용되는 질환은 대부분 운동기 질환이지만, 그뿐 아니라 관절류마티스나 각종 신경통 등에도 충분히 응용할 수 있습니다.

이 처치의 주된 유효증상으로 첫 번째는 근육의 연축과 경직 및 이완이고, 두 번째는 결합조직의 변성과 기능감퇴이며, 세 번째는 혈관운동신경계의 이상을 들 수 있습니다. 또한 혈당치의 이상도 개선할 수가 있습니다(4장의 당뇨병 처치, 204페이지 참조).

여기서는 근육계 처치 중에서도 ❶ 근긴장 완화처치 , ❷ 결합조직 활성화처치, ❸ 대맥帶脈 처치에 대해서 소개하겠습니다.

❶ 근긴장 완화처치

"이 처치법은 소양경少陽經, 즉 족소양담경足少陽膽經 및 수소양삼초경手少陽三焦經의 특정점에 침구자극을 가하여 생체의 추체로계pyramidal system를 통해 뇌 레벨과 척수 레벨에서 반대측(근긴장측)의 근긴장을 완화시키는 처치법입니다."(나가노 기요시,《침구임상 30년의 궤적》)

추체로pyramidal tract라는 것은 하행성 신경로神經路로서 근육을 지배하고 있는 운동뉴런을 말합니다. 침구의 자극이 지각전도로sensory pathway에 의해 척수로부터 대뇌의 지각영역으로 전해지게 됩니다. 이 시점에서는 추체로가 아닙니다. 대뇌의 지각영역에서 받아들인 자극은 이번엔 대뇌의 운동영역에서 발생하여 연수medulla oblongata의 추체pyramid라는 곳을 통과하면서 교차하여 반대측으로 전달됩니다. 이 과정이 추체로가 되고 이것을 활용하는 것입니다.

이런 근긴장을 확인하는 곳이 흉쇄유돌근입니다. 이것은 주로 자세유지 등 장시간의 수축에 적응하고 있는 근육(적근)으로 긴장근tonic muscle이라는 별명으로도 불립니다. 흉쇄유돌근은 간편하게 확인할 수 있기 때문에 기준으로 삼습니다. 확인은 흉쇄유돌근을 압박 혹은 찰진擦診하여(즉 손가락 사이에 끼우고) 긴장이나 경화를 진찰합니다.

이 처치는 추체로pyramidal tract라고 하는 중추를 활용하기 위해 경락에서 가장 중추에 관여하고 연관되어 있는 것을 사용하는데, 그것이 소양경少陽經입니다[그림1-54].

▶ 소양경의 특징을 이용하여 근긴장을 완화시키는 처치법입니다. 근긴장과 반대측(건측)의 丘墟, 上四瀆을 사용합니다. 上四瀆은 통상 四瀆보다도 주관절 쪽으로 2횡지 상방에 위치하고 있습니다. 대개 삼초경 위에서 전완을 3등분한 뒤 주관절에서 1/3이 되는 곳에서 취혈합니다.

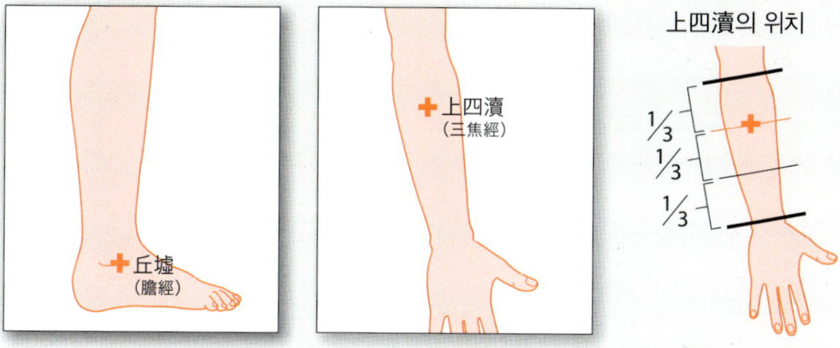

※ 丘墟·上四瀆으로도 완화되지 않는 경우는 陽陵泉(양측)을 사용합니다. 陽陵泉은 팔회혈(八會穴) 중 근회혈(筋會穴)이고 근육이나 관절의 열을 제거하는 특효혈입니다.

[그림1-54] 근긴장 완화처치

족소양담경足少陽膽經은 목보다 위쪽에 있는 경혈이 20개나 되는데 이것은 담경膽經 경혈의 절반에 가까운 숫자입니다. 마찬가지로 수소양삼초경手少陽三焦經도 목보다 위쪽에 있는 경혈이 모든 경혈 중 1/3을 점하고 있습니다.

이 소양경少陽經을 활용함으로써 근긴장으로 발생된 신경장애와 혈류장애를 개선해 가는 것입니다. 특히 이명, 두통, 경견완통頸肩腕痛, 잠을 잘못 자서 생긴 목의 통증, 악관절증, 편타손상증후군 등에 효과가 있습니다.

연수의 추체에서 교차하기 때문에 사용하는 혈은 근긴장된 부위의 반대측(건측) 구허丘墟와 상사독上四瀆입니다. 상사독上四瀆은 사독四瀆보다도 2횡지 위에서 취혈합니다. 여기에 압통과 경결이 현저하게 나타나는 경우가 많습니다. 이 처치에 양릉천陽陵泉을 추가해도 좋습니다.

❷ 결합조직 활성화처치

"각 관절에 있는 경화된 치밀결합조직섬유에 특히 중점을 두고 그 경화를 풀어서 결합조직이 가진 기능, 즉 영양의 저장, 운반, 세균과 독소에 대한 방어 및 수복기능을 활성화하는 것에 그 목적이 있습니다."(나가노 기요시, 《침구임상 30년의 궤적》)

요컨대 결합조직인 건(근육의 기시부 및 정지부가 해당됨)과 인대의 경화·긴장을 완화시켜서 그 결합조직의 활성화를 꾀하려는 것입니다[그림 1-55].

> **접근법**
> ① 근육의 기시부와 정지부 등 목표가 되는 결합조직이 어디 부근에 있는지를 파악합니다.
> ② 국소부위의 긴장을 제거하기 위해서 여러 곳, 여러 층에 걸쳐 꼼꼼하게 작탁합니다.
>
> 현저한 효과가 있는 것으로는 척추기립근 긴장완화처치, 좌골 처치 등이 있습니다

[그림1-55] **결합조직 활성화처치**

그리고 한 가지 다른 의미가 더 있는데, 그것이 바로 건방추tendon spindle의 작용입니다. 건방추는 근muscle과 건tendon의 접합부에 존재하는데, 근의 신축伸縮에 의해 건방추가 신전되면서 흥분하게 됩니다. 이 신호가 척수로 전달되고 운동신경을 매개로 하여 근육·건의 작용이 미세하게 조정됩니다. 다소 전문적인 이야기가 되겠지만, 건방추는 "감각신경섬유에 의해 척수와 연결되어 있고 근력을 발휘할 때 생기는 장력의 강도를 감지합니다. 이 섬유는 능동적으로 힘을 발휘하여 생긴 근력에 변화가 있을 때, 그 변화가 그다지 급격하게 되지 않도록 근의 장력을 어느 정도 일

정하게 유지하는 기능을 가지고 있습니다."(고바야시 간도小林寛道, 《운동신경의 과학》)

요컨대 근육·건의 움직임이 과잉상태가 되었을 때, 평형을 유지하면서 미세한 조정을 수행하는 역할을 하는 것이라고 할 수 있습니다. 그러므로 이 처치는 광범위하게 영향을 미치면서 꽤나 효과가 확실한 국소치료라고 할 수 있습니다.

모든 결합조직을 대상으로 하여 차례대로 이 처치를 상세히 설명하면 분량이 많이 늘어나기 때문에 그 상세한 것은《침구임상 30년의 궤적》을 참조해 주시기 바랍니다.

여기서는 효과가 뛰어난 척추기립근 긴장완화처치와 좌골 처치에 대해서만 언급하겠습니다.

먼저 척추기립근 긴장완화처치라고 하는 것이 있습니다.

척추기립근은 몇 개의 근육다발로 이루어진 천골에서 두개골까지 지나가는 가늘고 긴 덩어리 근육으로, 극돌기의 외측을 지나가는 종주근군群(세로근)입니다(천골, 장골릉, 하부흉추, 요추에서 시작하여 외측은 장늑근iliocostalis m, 중간은 최장근longissimus m, 내측은 극근spinalis m으로 나눌 수 있습니다). 척추기립근 중에서도 특히 임상적으로 중요한 것은 요부에 있는 요장늑근iliocostalis lumborum인데, 요장늑근의 기시부는 천골·요천관절·천장관절, 장골릉에 해당됩니다. 앉아서 일을 오래하는 사람, 복부의 수술을 받고 복근이 이완되어 있는 사람, 신경질적인 유형으로 요통을 호소하고 있는 사람은 이 요장늑근의 긴장이나 경화가 심한 듯합니다.

처치는 그 기시부 부근의 경화를 풀어주는 것입니다. 몇 가지 포인트가 있는데, 그것은 굴신屈伸, 회양會陽입니다[그림1-56].

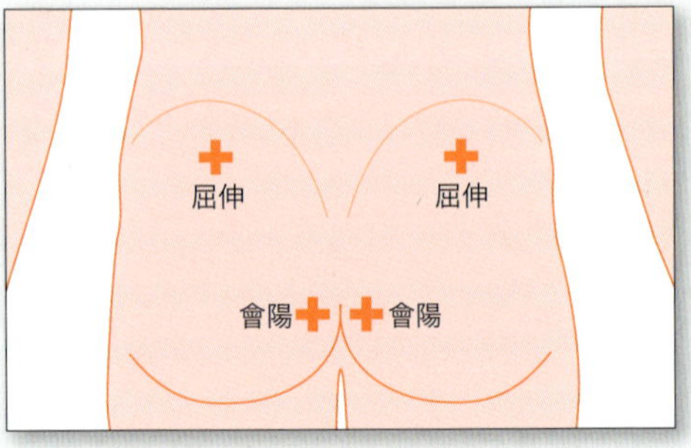

屈伸, 會陽에 상방(머리쪽)으로 사자하여 경화가 부드러워지도록 작탁을 시행합니다.

屈伸: 경외기혈. L5아래의 '上仙穴' 외측으로 3~4횡지 떨어진 단단한 부위

會陽: 미골선단에서 바깥쪽으로 0.5촌 떨어진 부위

[그림1-56] **척추기립근 긴장완화처치**

굴신屈伸은 경외기혈로, 상선上仙에서 보통 3~4횡지 바깥쪽에서 취혈합니다. 혈을 눌러보면 반드시 압통이 나타납니다. 회양會陽은 미골 끝부분의 양측 0.5촌에서 요장늑근 기시부의 끝에 해당됩니다. 회양會陽은 1.6촌 4번(0.22×50mm)~2촌4번(0.22×60mm) 침을 사용하여 비스듬히 상방(머리쪽)으로 향하게 자침하고, 굴신혈屈伸穴은 직자하여 경화가 풀어지도록 충분히 작탁을 합니다.

경화가 풀리는 것을 확인하면서 작탁해 가는 것이 중요합니다. 그런 기시부의 경화를 완화시킨다는 것은 건방추의 작용을 활성화시킨다는 말도 됩니다.

치료효과의 판단은 좋아져야 할 목표증상을 확인하는 것을 통해 판단하면 되리라 생각합니다. 요컨대 경화의 완화, 운동기능의 회복, 동통의 경감, 냉증의 해소 등을 들 수 있습니다. 그리고 맥이 살아나면서 부浮하고 완緩하게 되는 것도 판단기준이 됩니다. 복부의 압통과 경결, 긴장, 경

직의 소실, 화혈반응火穴反應의 소실, 흉쇄유돌근 긴장의 완화, 그리고 척추기립근 긴장완화 등 자각적이든 타각적이든 이러한 목표증상을 확인하는 것이 중요합니다. 척추기립근 긴장완화처치는 결과를 곧바로 확인할 수 있는, 실제로도 즉효성이 있는 처치에 속합니다.

하나 더 알아볼 것이 있는데, 그것은 바로 즉효성이 뛰어난 좌골 처치입니다. 우선 환자를 환측이 위쪽으로 오게끔 측와위로 눕힙니다. 가장 중요한 포인트는 다음의 네 군데가 있습니다[그림1-57].

1. 천골외연: 대둔근, 요장늑근의 기시부.
2. 장골릉의 상연·하연: 척추기립근, 광배근, 요방형근, 중둔근·소둔근의 기시부.
3. 대퇴골대전자Femoral greater trochanter: 둔부에 있는 여러 근육의 부착부.
4. 좌골결절부(승부혈 부근): 대퇴이두근의 기시부.

이 네 군데 범위에 있는 근육의 기시부 및 정지부에 작탁을 합니다. 경

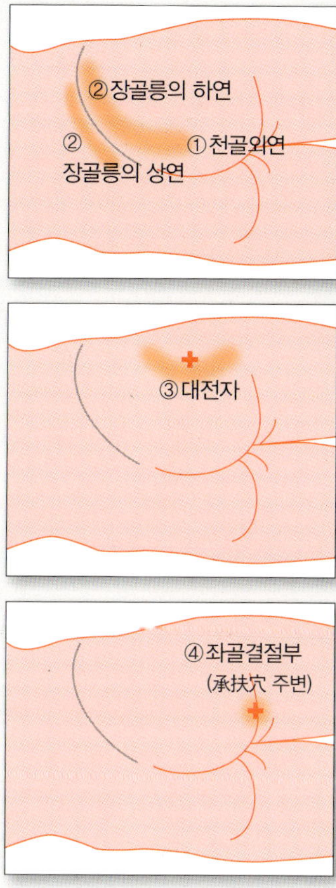

▶네 개의 영역(①천골외연, ②장골릉의 상연·하연, ③대전자, ④좌골결절부)에서 근육의 기시부나 혹은 정지부에 작탁을 시행합니다.

[그림1-57] **좌골 처치**

화나 긴장이 확인되면 그것이 풀리도록 처치한다는 말입니다.

❸ 대맥帶脈 처치

수많은 나가노식 처치법 중에서 가장 즉효를 발휘하는 것이 이 대맥帶脈 처치입니다. 요배통腰背痛을 시작으로 좌골신경통, 경견완통頸肩腕痛, 잘못된 수면으로 인한 경항통, 오십견, 각종신경통, 두통, 악관절증, 관절류마티스, 편타손상증후군 등 일일이 열거하기 힘들 정도로 응용범위가 광범위합니다. 왜 이것만으로도 효과를 발휘하는 것일까요? 알기 쉽게 설명해 드리도록 하겠습니다.

체간신전근과 체간굴곡근의 전환점

인간의 신체는 굽히거나 펴거나 비틀거나 하면서 여러 가지 움직임을 만들어냅니다. 그것을 가능하게 하는 것이 근육, 건tendon, 인대이고 그 신체의 중심축은 체간體幹입니다. 체간에는 척추기립근, 대둔근, 대퇴사두근 등과 같은 체간신전근 들과 복근, 대퇴이두근 등과 같은 체간굴곡근 들이 길항적으로 존재하는데, 그림을 보면 알 수 있듯이 이러한 근육들의 중심에 대맥帶脈이 위치해 있습니다[그림1-58]. 정확하게는 내복사근·외복사근, 복횡근의 기시부 중앙에 해당됩니다.

시술 포인트로서 복근이 이완되어 있는 사람이나 비만체형, 부인과수술을 받은 사람 등은 복근의 후면과 척추기립근이 긴장 혹은 경화되어 있는 경우가 많기 때문에 통상적으로 대맥帶脈보다도 2~3촌 후방에서 취혈하게 되는데, 우리는 이것을 후대맥後帶脈이라고 부르고 있습니다. 시술 부분의 긴장이나 경화가 제거되면 언급했던 여러 가지 증상이 우선 경감되는 것을 느낄 수 있습니다.

대맥(帶脈)의 위치

▶ 章門과 장골릉 사이에서 위치합니다. 외복사근과 내복사근 및 복횡근이 교차하는 부위입니다.

대맥(帶脈)에 대한 자침

① 피하지방의 속까지 자입하기 위해 침은 1.6촌4번(0.22×50mm) 침을 사용합니다.

② 단단한 저항감이 있는 부위에 자입하고 작탁합니다.

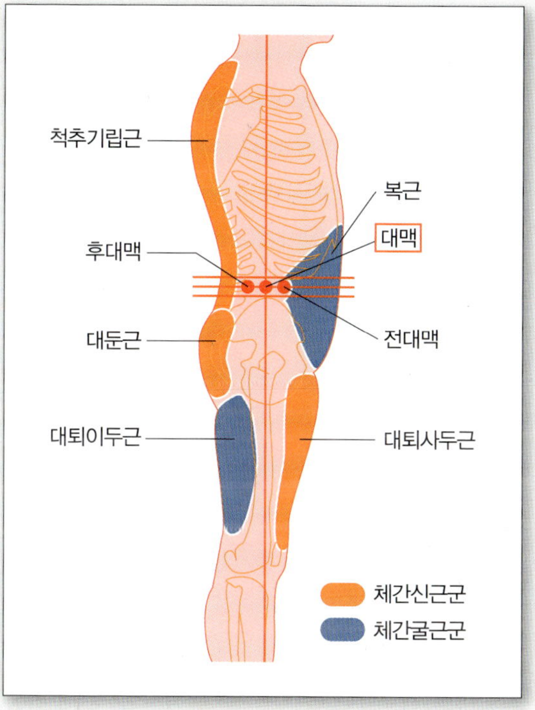

[그림1-58] **대맥 처치**

해부적 의의

이 대맥帶脈에는 내복사근·외복사근, 복횡근, 광배근이 관련되어 있습니다. 혈관으로는 쇄골하동맥subclavian artery 및 외장골동맥external iliac artery과 이어져 있는 하복벽동맥inferior epigastric artery, 그리고 흉대동맥thoracic aorta, 복대동맥abdominal aorta에서 시작되어 내복사근, 복횡근의 사이를 지나 복벽에 분포하고 있는 늑하동맥subcostal artery이 가까이 있습니다. 신경으로는 늑간신경과 장골서혜신경iloinguinal nerve이 분포하고 있습니다.

요컨대 해부적으로는 경부(목)부터 흉부·복부·배부·요부·하지까지 광범위하게 연관되어 있습니다.

고전적 의미(침구문헌적 의미)

대맥帶脈에는 족소양담경 그리고 기경奇經이라는 두 가지 측면이 있습니다. 대맥帶脈 처치의 대맥은 족소양담경도 지나가는 곳이면서 기경奇經의 대맥이라는 의미가 합쳐져 있는 것이 사실 강합니다. 고전을 한번 찾아보도록 하겠습니다.

"대맥帶脈은 양측 흉복의 계륵부에서 시작하여 허리띠를 두른 것처럼 허리를 빵 돌려져 있다"라고 하였는데(《난경·28난》), 이것이 대맥에 대한 대표적인 기록입니다. 또한 《십사경발휘十四經發揮》도 그런 견해를 따르고 있습니다.

또한 《기경팔맥고奇經八脈考》는 다음과 같이 말하고 있습니다. "기경奇經인 대맥帶脈은 장문혈章門穴에서 시작하여 대맥혈帶脈穴을 돌아 몸을 유주하는 것이 허리띠를 두른 것 같고, 여러 가지 경락을 통제하기 때문에 대맥帶脈이라고 한다."

《기경팔맥고》에서는 "여러 가지 경락을 통제한다"라는 말로 좀 더 구체적으로 기술되어 있습니다. 실제로 임상에서 사용해 보면, 여러 가지 증상이나 질환에 효과가 있음을 실감할 수가 있습니다. 확실히 여러 경락과 여러 증상에 대응할 수 있음을 알 수 있습니다.

기계氣系 처치

'기氣'라고 하는 것은 크게 두 가지로 나눌 수 있는데 '선천지기'와 '후천지기'입니다. 선천지기는 '원기原氣'라고도 하고 '신간동기腎間動氣'라고도 부르는데, 생명활동의 원천으로 간주되고 있습니다.

후천지기는 다시 크게 세 가지로 나눌 수 있는데 종기宗氣, 위기衛氣, 영기營氣입니다. '종기宗氣'는 대자연의 대기라고 하고, '위기衛氣'는 맥관 밖으로 다니고 신체의 표면에 존재하면서 피부를 윤택하게 하고 외부로부터 인체를 방어한다고 알려져 있습니다. 현재 서양의학적인 개념으로 보면 면역과 저항력 등과도 많이 관련되어 있는 듯합니다. '영기營氣'는 음식물의 에센스에서 변화·생성되어 맥관 내를 유주하면서 혈액이 되는 것입니다.

거시적으로 보면, 기와 혈이라는 것은 별개인 듯하지만 실제로는 서로 협조하면서 하나처럼 작용하게 됩니다. 기氣는 혈血을 포함한 유동체라는 생각이 역사적으로 기氣라는 개념의 근저에 있었기 때문이라고 사료됩니다.

한편 일본에서는 후지타 로쿠로藤田六朗 씨가 기氣를 연구하였는데, 기의 통로인 경락의 실체에 관해 다음과 같이 서술하고 있습니다.

"신경·혈관이 체표에서 직각으로 주행하고 있다는 점과 동시에 이러한 것을 둘러싸는 결합직結合織 또한 중요한 역할을 하고 있습니다. 즉 경혈은 이러한 결합직結合織의 관tube을 통해 해당 경락으로 직통하고 있는 장소(곳)라는 것으로 알려졌습니다. 경락은 주로 네 종류의 관강管腔(림프관, 동맥관, 정맥관, 신경간)과 관강내 분포하는 세 종류의 관강외결합직管腔外結合織으로 이루어져 있습니다. 이 두 조직 사이에는 맥관외체액脈管外體液의 파동이 있다고 생각됩니다." (후지타 로쿠로藤田六朗, 《침구의학 = 한방의학》)

요컨대 조직 사이 존재하는 맥관외체액脈管外體液의 파동이 기氣의 통로라고 보고 있고, 체액과 기의 밀접한 관계를 지적하고 있습니다. 이것이 근거가 되어 생겨난 것이 위기胃氣 처치인 것입니다.

위기胃氣 처치

맥의 흐름과 중맥中脈(위기胃氣)의 유무를 진단하고 그 맥이 약할 때에 적용하는 처치입니다[그림1-59, 1-60].

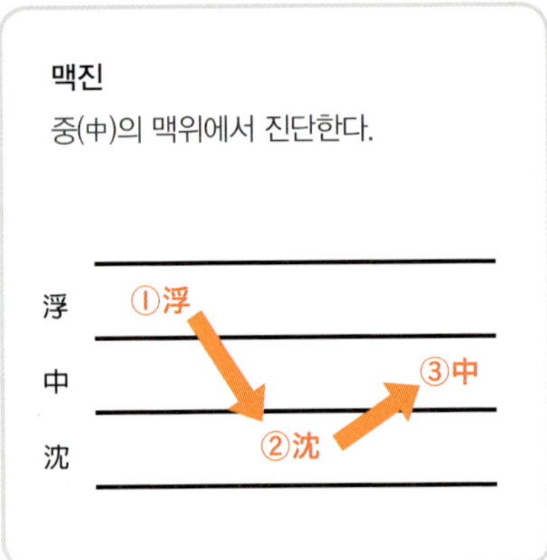

[그림1-59] **위기의 진단법1**

맥 이외의 판단기준

- 식욕감퇴, 위장의 기능이 어떤지
- 하지권태
- 복부의 냉증(특히 상복부)
- 경골외연의 협소과 경화
- 위경(胃經) '火穴(解溪)'의 압통유무

[그림1-60] **위기의 진단법2**

위경胃經은 양경陽經의 왕이라고 할 정도로 대단히 중요한 경락으로, 위경의 작용은 다른 경락의 기능에도 큰 영향을 줍니다.

위경胃經이라는 경락은 후천지기의 중심적인 역할을 수행하고 있는데, 후천지기로부터 영기營氣, 위기衛氣가 생겨나기 때문에 위경은 맥관 내외에서 조직세포가 호흡하는 기초가 된다고 생각할 수 있습니다. 위경胃經보다 내측으로 하퇴 경골외연脛骨外緣과 전경골근 사이의 함요부에서 나타나는 경화와 협소를 진단지표로 이용하고 있지만, 위기胃氣 처치는 앞서 언급했던 결합조직 사이에 있는 체액의 파동으로 조직액이 흘러간다고 하는 후지타 로쿠로藤田六朗 씨의 이른바 근운동주인성맥관외유체파동통로계설

筋運動主因性脈管外流體波動通路系說을 근거로 하여 조직세포 호흡을 활성화하는 것입니다.

이 처치는 나가노식 치료 중에서도 대단히 중요한 처치에 속합니다. 중맥中脈이 약할 때에는 몇 가지 다른 처치, 예를 들면 편도 처치, 어혈 처치, 자율신경조정 처치, 골반허혈 처치, 횡V자추간자침 등을 시술하더라도 그 효과는 대단히 미약합니다.

우선, 위기胃氣의 흐름을 약간이라도 활발하게 고무시킨 뒤에 다음 처치로 들어가야 합니다. 이는 기혈氣血이 정체됨 없이 잘 흐르는 것을 최우선시 하기 때문입니다. 취혈은 족삼리足三里, 풍륭豊隆, 여구蠡溝 높이의 전경골근 함요부에서 합니다. 협소가 심할 때에는 3점만으로는 안 되고, 굳어짐이 심한 다른 곳 1~2점을 추가하면 더욱 좋습니다.

기수혈氣水穴 처치

나가노식 치료 중에서 기氣의 유동성을 가장 전면에 내세우고 있는 처치법 중 하나가 바로 이 기수혈氣水穴 처치입니다. 12경락의 오행혈 중 화혈火穴에 압통과 경결 반응이 있으면 충혈, 염증성, 실증 등을 의미하는 것이라고 생각할 수 있는데, 이것을 기(금)혈氣(金)穴·수혈水穴로 억제하는 것입니다[그림1-61].

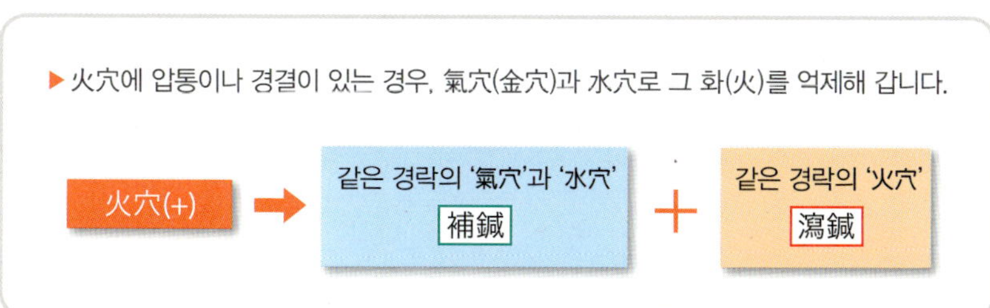

[그림1-61] 기수혈 처지

이 기혈氣穴이라는 것은 오행혈로 말하면 폐금혈肺金穴이 됩니다. 즉 외호흡(폐호흡)에 관계가 깊다고 생각되는 경혈로서, 이것이 조직세포 호흡도 활성화시킨다고 추측할 수 있습니다. 창시자 나가노 기요시 선생이 말하는 기혈氣穴은 "혈류·수분의 대사, 배분, 순행에 관여한다"라고 생각할 수 있습니다. 수혈水穴은 기혈氣穴의 효과를 더욱 강화해 가는 것입니다.

기수혈氣水穴은 불가사의한 효력이 있습니다. 기본적으로는 화혈火穴에 압통반응이 있을 때에 사용하지만, 예를 들어 늑간신경의 헤르페스herpes나 삼차신경의 헤르페스에서 그 신경에 관련된 경락의 기수혈氣水穴(손·발 양측)을 사용하면 헤르페스의 증상이 소실됩니다(이런 경우에 뜸을 뜨는 것도 필요합니다).

그 외에 갑상선기능항진증에도 적용할 수 있습니다. 기수혈 처치는 오행이론을 재인식하면서 경락의 깊은 의미를 느낄 수 있는 계기가 되는 처치법입니다.

2

나가노식 치료, Q&A 127

Nagano-Method
Acupuncture Treatment

2003년부터 2014년까지 오사카에서 거행되었던 나가노식 임상연구회의 마스터세미나 수강생들이 올려준 질문은 거의 450개에 이릅니다. 그중에서 엄선한 질문 127개를 여기에 소개하고자 합니다. 기본적인 것에서부터 복잡한 것까지 여러 분야와 각도에서 질문을 올려주었습니다.
맥진, 진찰, 처치, 임상, 경락·경혈의 5가지로 내용을 나누어 가능한 한 이해하기 쉽게 설명하려고 노력하였습니다.

01

맥진

Q1 맥진脈診에 센스가 있어야 하는지요?

A 처음부터 센스가 있는 사람은 없습니다. 창시자인 나가노 기요시 선생도 처음에는 뭐가 뭔지 잘 몰랐다고 합니다. 물론 나도 마찬가지입니다. 많은 환자의 맥을 진찰해 나가면서 차이를 점차 알아 나가게 되는 것으로, 목적의식을 가지고 진찰하는 것이 중요합니다. 막연하게 진찰해서는 좀처럼 발전이 없습니다.

Q2 맥은 치료를 통해 변화하는 것인가요?

A 치료 중에도 변화하고 치료 후에도 변화합니다. 병태病態가 반영된 맥은 치료 중일 때에도 변화합니다. 그리고 다음번 치료 전에도 어떠한 변화가 나타날 수 있습니다. 맥이 평맥平脈이거나 혹은 맥이 점점 좋아지는 사람은 치료되었거나 치료되어 가는 과정입니다. 대부분의 사람은 치료로 맥이 변화되지만 성격이 신경질적

사람의 '긴맥緊脈과 삭맥數脈'은 변화되기 어렵습니다. 또한 진행암은 맥의 변화가 거의 없고 얼마간의 치료에도 변화하지 않습니다.

Q3 '부현浮弦'이라는 맥상은 어딘지 모르게 모순된 것으로 보이는데요, 어떻습니까?

A '부현浮弦'은 순증順證입니다. '현맥弦脈'은 부浮·중中·침沈의 3층에 걸쳐 있는 맥이기 때문에 절대 모순은 아닙니다. 이 경우 중中·침沈의 부위에서 나타나는 맥의 세력보다도 부浮의 위치에서 나타나는 맥의 세력이 강하기 때문에 부浮하고 현弦하다고 했던 것입니다.

Q4 '침맥沈脈과 복맥伏脈'의 차이는 무엇입니까?

A 침맥沈脈은 부浮의 위치에서는 만져지지 않고 중中·침沈의 부위에서는 느껴집니다. 복맥伏脈은 부浮·중中에서는 전혀 느껴지지 않습니다. 침맥沈脈보다 더 아래에서 처음 느껴집니다.

Q5 '완맥緩脈과 평맥平脈'의 차이는 무엇입니까?

A 매우 평온한 맥이라는 것은 공통되지만, 완맥緩脈은 강하게 누르면 사라집니다. 한편 평맥平脈은 부浮·중中·침沈의 3층에 걸쳐 뛰는 맥입니다.

Q6 '완맥緩脈'은 우측 관상關上에서 진맥하면 좋다고 하는데 다른 곳에서는 진맥이 되지 않는 것입니까?

A 기본적으로 우측에서 진맥합니다. 물론 전체적인 맥상에서도 나

타나지만 우측 관상關上의 침沈의 위치가 비脾에 해당되고, 완맥緩脈은 비脾와 관계가 깊은 것입니다. 예를 들면 당뇨병의 경우에 완맥緩脈이 나타나는 사람도 있습니다.

Q7 '홍맥洪脈'은 어떤 이미지로 느껴집니까?

A 홍맥洪脈은 손가락에 닿는 느낌이 '연필 굵기' 정도로 굵고 손가락으로 넘쳐 나올 듯이 힘이 강한 느낌의 실맥實脈입니다. 역으로 세맥細脈은 '가는 실'과 같이 가늘고 아주 약한 맥으로 허맥虛脈입니다. 대조적으로 생각하면 알기 쉽습니다.

Q8 '혈허血虛의 맥'라고 하는 것은 어떠한 느낌입니까?

A 파를 가볍게 누르고 있는 느낌으로 가운데가 비어 힘이 거의 없으며 냉성冷性의 맥이기도 합니다.

Q9 '결맥結脈'과 '촉맥促脈'을 체험한 적이 없습니다. 차이는 무엇입니까?

A 차이는 속도와 규칙성입니다. 결맥結脈은 그 속도가 빠르지 않고 흩어지지도 않는 결체된 맥으로, 위험하지 않은 부정맥인 기외수축extrasystole•에 나타나는 맥입니다. 한편 촉맥促脈은 80~90번 이상 뛰고 대단히 빠르며 규칙성이 없이 어지럽게 뛰는 요주의의 부정맥입니다. 심방세동이 의심되는 맥입니다.

• 기외수축: 심장에 이상자극이 형성되어 정상박동 이외에 정상적인 심장의 수축이 일어나기 전에 다른 박동이 일어나는 현상을 말합니다. 기외수축은 부정맥 중에서 가장 많이 발생하며 그중에서 심실성 기외수축이 많이 발생합니다.

Q10 남성 중에서 우측이 '부맥浮脈'이고 좌측이 '침맥沈脈'인 경우, 어느 쪽을 주로 보면 좋을까요?

A 남성은 좌측이 주가 되지만, 좌우를 진찰하고 복진腹診과 화혈진火穴診도 함께 고려하여 종합적으로 판단해야 합니다.

Q11 고령자의 '좌측 촌구寸口의 세맥細脈'은 우측보다 의미가 있는 것입니까?

A 아주 큰 의미가 있습니다. 좌측 촌구寸口의 침沈은 심心에 해당되는데, 이 맥이 다른 것에 비해서 가늘고 약하다면 주의해야 합니다.

Q12 '가면假面의 맥脈'과 '역증逆證의 맥脈'의 차이는 무엇입니까?

A 가면假面의 맥은 맥상과 증상의 관계를 가리킵니다. 역증逆證의 맥은 맥상과 복증腹證의 관계를 의미합니다. 우선 가면假面의 맥에 대해 예를 들어본다면, 자율신경실조로 신경질적이고 잠이 잘 오지 않고 이 때문에 인정제와 수면제를 복용하고 있으며 맥은 세지細遲한 경우가 있습니다. 통상 자율신경실조로 신경질적인 사람은 긴삭緊數한 맥이 나타나는 경우가 많이 있습니다. 그런데 그러한 맥이 아니라 세지細遲하다고 하는 것은 본래의 맥에 가면假面을 쓰고 있는 것입니다. 결국 이러한 증상에서 허맥虛脈이 뛰고 있다는 것입니다. 치료하여 좋아지면 본래의 맥으로 돌아오게 됩니다. 역증逆證의 맥이라는 것은 이해하기 쉽습니다. 예를 들면 맥상은 침지沈遲하여 허증虛證이고, 복증은 어디를 누르더라도 압통이 있는 실증實證인 경우를 말합니다. 결국 맥증과 복증이 정반대라는 말입니다.

Q13 '맥증脈證은 허하고 복증腹證이 실하다'를 역증逆證의 맥脈이라고 할 수 있지만 이것과 반대로 '맥증은 실하고 복증은 허하다'라는 경우도 마찬가지로 생각하면 좋을까요?

A 그렇습니다. 맥증과 복증의 허실이 반대되는 경우에는 복증을 우선으로 합니다. 일본은 복진을 중시하는 고방파가 한방의 주류였던 영향이겠죠. 그러나 신체를 종합적으로 진찰해야 하는 경우라면 맥증이 좀 더 많은 정보를 알려줍니다.

Q14 '역증逆證의 맥脈'일 경우에 '복증腹證을 우선한다'라고 하고 있는데, '약단맥弱短脈'일 때에 '복증이 실할' 경우에도 '복증을 우선'하는 것입니까?

A 그런 경우는 별로 없다고 생각되지만, 이럴 경우에는 '약맥弱脈'을 우선으로 하여 삼음교三陰交, 음릉천陰陵泉, 노궁勞宮에 20~30분간 유침합니다. 이것이 개선되지 않으면 다른 처치를 하더라도 효과가 없습니다. 역증逆證의 맥 경우에 '약맥弱脈'이 나타난다면 예외라고 생각해야 합니다(36페이지 참조).

Q15 치료를 시행하여 생기는 맥의 변화와 복증腹證의 변화 중에 어떤 쪽의 변화가 좋은 것입니까?

A 맥이든 복증이든 변화되는 사람은 어떤 쪽이나 상관없이 좋은 것입니다. 변화되기 쉬운 사람은 치료하기도 쉽다고 생각해도 좋습니다.

Q16 '세맥細脈'과 '약맥弱脈'의 처치로 노궁勞宮, 내관內關, 극문郄門을 적

절하게 사용하려면 어떻게 하는 것이 좋을까요?

A 노궁勞宮은 약맥弱脈이 나타나면서 피로곤비疲勞困憊하고 전신권태감이 강할 때, 내관內關은 냉하면서 어떤 만성적인 순환장애가 있을 때, 극문郄門은 최근에 냉함을 느끼는 등의 급성 순환장애가 있을 때에 각각 사용합니다.

Q17 '척중尺中의 세맥細脈'은 눈의 증상에 대한 맥이라는데, '간실肝實'의 반응으로서도 나오는 것입니까?

A 척중尺中의 세맥細脈은 주의 깊게 진맥하지 않으면 알아내기 어려운 맥입니다. 화혈火穴인 행간行間에 압통이 나타나면 '간경실肝經實'로 판단하고 기수혈氣水穴을 사용합니다. 척중尺中에 세맥細脈이 나타나지만 간실肝實이 나타나지 않을 때에도 있고, 간실肝實하면서 척중尺中에 세맥細脈이 나타나는 경우도 있습니다. 이처럼 여러 가지 타입이 있습니다.

Q18 현맥弦脈이 나타나는 환자인데 매번 치료로 변화는 있지만 증상이 근치根治되지 않습니다. 유침, 뜸 등을 여러 가지 시도해 보고 있는데, 현맥弦脈이 제거되지 않기 때문에 근치에 이르지 않는 것입니까?

A 현맥弦脈은 병태의 맥이지만 한편으론 체질과 성격 때문에 나타나는 경우도 있습니다. 이 경우에 변화시키는 것은 어렵습니다. 다른 반응이나 자각증이 조금씩이라도 변화되면 맥에 변화가 없더라도 좋아진 것이라고 생각합니다.

Q19 관절류마티스에서 홍맥洪脈이 나타날 때, 소장경小腸經을 사용하는 이유가 무엇인가요? 이 경우 보침을 사용합니까?

A 홍맥洪脈이라는 것은 심실心實을 의미합니다. 심경心經과 표리관계에 있는 소장경小腸經으로 그것을 억제합니다. 삭맥數脈일 때는 복부腹部(양맥陽脈에 대해 복부는 음의 부위임)의 관원關元을, 지맥遲脈일 때는 배부背部(음맥陰脈에 대해 등은 양의 부위임)의 소장수小腸兪를 사용합니다.

심경心經을 직접 사瀉하는 것보다 소장경小腸經을 이용하는 것이 효과적입니다. 이 경우 관원關元도 소장수小腸兪도 심실心實을 억제하기 위해서 보補의 의미로 사용합니다.

Q20 꽃가루알레르기(화분증)가 주소증이고 '세긴맥細緊脈'이 나타나는 경우에 꽃가루알레르기가 경감되더라도 '세긴맥細緊脈'이 사라지지 않는다면 이 맥을 처리하는 것에 주안점을 두어야 할까요?

A 알레르기allergy가 있는 사람은 신경이 예민하거나 성격이 급한 사람이 많이 있기 때문에 맥이 변화되기는 어렵습니다. 따라서 지나치게 집착하지 않도록 하는 것이 좋을 듯합니다.

02

진찰

Q21 진찰한 뒤에 환자에게 치료에 대해 설명할 때에 어떻게 이야기해야 합니까?

A 우선 문진問診하고 맥진脈診을 합니다. 복진腹診, 화혈진火穴診, 국소반응점 등의 진찰소견과 증상의 기간과 통증 등을 통해 대강의 예후를 세우고 환자에게 이야기합니다. 만약 치료 1~2회로 변화되면 신체가 치료되는 쪽으로 방향을 바꿨다고 생각해도 좋을 것입니다. 또한 좋아지게 되면 '나쁜 경우의 수가 줄었습니다'라고 환자에게 말합니다. 실제로 맥과 복부반응의 변화를 통해 치료되어 가는 환자가 많습니다.

Q22 '맥증과 복증이 역증일 때', 이 경우는 우선 실증인 쪽을 치료하는 것이 좋은 방법일까요?

A 역증逆證의 경우는 복증을 중시합니다. 예를 들면 맥이 긴緊, 삭數

하여 실할 경우, 복부는 반응이 없거나 진찰 시 허증성 통증이 있으면 복부의 허증을 우선하여 치료합니다.

Q23 압통점을 진찰할 때에 '압통'과 '약간 아프면서 시원한 느낌의 통증'이라는 환자의 반응이 차이나는 것은 어떻게 생각하면 좋을까요?

A '압통'이라는 것은 실증이고, '약간 아프면서 시원한 느낌의 통증'이라는 것은 다른 특별한 증상이 없다면 허증도 실증도 아니라고 보아도 좋을 것입니다. 압통과 땅기는 느낌은 사기邪氣가 왕성한 상태라고 생각할 수 있고, '약간 아프면서 시원한 느낌의 통증'이라는 것은 아직까지는 그런 상태에 이르지 않은 상태라고 생각하면 됩니다.

Q24 요통과 견비통 등의 증상에서 앙와위로 누울 수 없는 환자의 복진방법은 어떻게 하는 것이 좋을까요?

A 앉은 자세 등과 같이 우선 취할 수 있는 자세에서 시행하면 됩니다. 그 뒤에 앙와위로 누울 수 있는 상태가 되면 그때 정식으로 복진하면 됩니다.

Q25 신경腎經의 화혈火穴에 압통이 있고 하복부가 연약한 신허腎虛의 증상을 나타내고 있는 경우, 어떤 것을 우선하면 좋을까요?

A 복부를 우선으로 합니다. 역증逆證의 맥과 마찬가지입니다. 그렇기 때문에 이런 경우에는 신腎의 기수혈氣水穴 처치를 하지 않는 것입니다.

Q26 '항상 바람이 불고 있는 것처럼 허리가 시립니다'라고 호소하는 환자가 있었습니다. 이 경우는 어떻게 진단하면 좋을까요?

A 허증이면서 정기正氣의 부족이라고 생각됩니다. 가끔 저혈압인 사람에게 나타나는데, 전신 혈액량의 감소나 말초혈관의 혈류장애로 생각됩니다.

Q27 척추간intervetebral joint이 좁아진 것이 아니라 척추간이 넓어진 경우는 어떻게 하면 좋을까요?

A 요추분리증과 요추전방전위증에서 척추의 간격이 벌어져 있는 경우는 뜸을 뜨는 것이 효과적입니다. 허증虛證이라고 생각할 수 있습니다.

Q28 '무릎통증과 하지통일 때는 경골외연의 협소를 진찰한다'라고 하는데, 어떤 상태를 말하는 것인가요?

A 경골외연의 협소라는 것은 경골tibia과 전경골근과의 사이에 간격이 없이 막힌 채 좁아져 있는 상태를 말합니다. 하퇴의 기혈순환을 저해하고 있는 것이기 때문에 이것을 촉진하기 위해서는 위기胃氣 처치를 해야 합니다(90페이지 참조).

Q29 무릎에서 물을 뺀 뒤에 내원한 환자의 치료에서 주의할 것이 있습니까?

A 뺀 뒤에 국소부위에 열이 있으면 뜸을 떠서는 안 됩니다. 그러나 열이 없는 경우는 계속해서 무릎에 물이 머무르지 않도록 뜸을 떠줍니다. 뜸을 뜨는 것으로 활막의 염증을 억제하고 남아 있는

물을 흡수시키는 효과가 있습니다.

Q30 절피사切皮瀉를 해야 할 곳은 어떻게 정합니까?

A 단단하고 뭉침이 심한 곳을 찾아서 경결이 풀리도록 작탁사침雀啄瀉鍼을 합니다. 치료의 마무리로서 맨 마지막에 시술하는 편이 좋습니다.

Q31 대상포진일 때 사용하는 기수혈氣水穴 처치는 양경陽經이 많긴 하지만 음경陰經은 진단하지 않는지요?

A 기본적으로 병변이 속해 있는 경락, 예를 들면 늑간신경통 등은 양경陽經이 많기 때문에 양경陽經을 사용합니다. 거의 없지만 만약 삼음三陰과 삼양三陽에 모두 반응이 나타날 때에는 양경陽經에 '폐경肺經과 신경腎經'의 기수혈氣水穴 처치를 첨가합니다.

Q32 생후 3개월인 어린아이의 치료가 눈에 띄는데, 침치료는 몇 살부터 하는 것이 좋은가요?

A 유아는 3~4개월이면 목을 가눌 수 있게 됩니다. 개인차는 있겠지만 머리를 가눌 수 있으면 괜찮습니다. 유아는 면역력이 약하기 때문에 특히 주의해야 합니다.

03

처치

Q33 몇 가지 처치를 시행하는 경우는 각각 따로 처치를 하는 편이 좋은가요?

A 약맥弱脈, 단맥短脈 등일 때의 강심强心 처치와 위기胃氣가 대단히 약한 경우는 이러한 처치들을 우선적으로 시행하지만 기본적으로는 편도 처치와 어혈 처치, 부신 처치 등을 동시에 시행해도 무방합니다.

Q34 유침이 필요한 처치는 어떤 것이 있습니까?

A 나가노식 치료에서는 작탁을 중요하게 생각하고 있기 때문에 어떤 처치든 오랫동안 유침하는 것이 아니라 꽂은 다음 시술하는 경우가 많습니다. 자율신경조정 처치와 편도 처치 등은 작탁을 많이 하고 오래 유침하는 경우는 적습니다. 주로 오래 유침하는 것으로는 강심 처치(삼음교三陰交 · 음릉천陰陵泉 · 노궁勞宮), 부신 처치

('조해照海나 혹은 부류復溜, 유부兪府'또는 '조해照海나 혹은 부류復溜, 유부兪府, 척택尺澤' 아니면 '조해照海나 혹은 부류復溜, 유부兪府, 천유天牖, 수삼리手三里'), 위기 처치(위기胃氣의 맥이 특히 약할 경우, 유동성이 나올 때까지 작탁유침), 기관지천식 처치(태계太溪, 음릉천陰陵泉, 척택尺澤) 등입니다.

Q35 유침하는 것은 중증일 때뿐입니까?

A 만성증과 치료하기 힘든 경우는 유침이 필요합니다. 그리고 지속적으로 통원하는 환자의 건강을 관리하기 위해서 유침하는 경우가 있습니다.

Q36 편도 처치와 폐실肺實 처치의 차이는 무엇입니까?

A 편도 처치는 나가노식 치료의 기본적인 처치로서 면역기능을 강화시키는 것입니다. 배혈은 편도7점을 기본적으로 취합니다. 한편 폐실肺實 처치는 주로 척택혈尺澤穴이 중심이고 복진(우측 천추天樞의 반응이나 모혈募穴의 반응)이 기준이 됩니다. 또한 폐경肺經의 화혈火穴인 어제魚際의 압통이 있는지 없는지를 가지고도 판단할 수 있고, 기수혈氣水穴을 사용하기 때문에 이 경우는 폐경실肺經實 처치라고 말할 수 있습니다.

Q37 부신副腎 처치에 있어서 '조해照海 · 유부兪府''부류復溜 · 유부兪府' 등의 조합이 있는데요. '조해照海'와 '부류 復溜'의 적절한 선택기준은 무엇인가요?

A 조해照海는 여러 가지 케이스에서 다용할 수 있습니다. 부류復溜는 조해照海의 대용으로 사용되고 침이 처음이거나 예민한 사람은

부류復溜를 사용하는 것이 좋을 겁니다. 급성과 만성은 관계가 없습니다. 태계太溪는 기침·가래 등 인후증상이 있을 때에 취혈하면 좋습니다. 또한 축빈築賓은 해독효과가 있고 비만체질에도 효과가 있습니다.

Q38 하복부가 매우 연약하고 맥이 약弱하거나 세細할 때에 부신副腎 처치를 우선하는 것이 좋을까요?

A 맥이 약弱하고 세細할 때는 심장기능의 개선(강심强心 처치)을 우선해야 하므로 삼음교三陰交, 음릉천陰陵泉, 노궁勞宮에 유침하면 좋습니다. 심장기능이 개선되지 않으면 아무리 부신副腎 처치를 시행하더라도 효과가 거의 없습니다. 백회百會에 열감이 없으면 유침을 합니다.

Q39 간실肝實 처치는 맥의 지삭遲數에 상관없이 양쪽을 처치해도 괜찮습니까?

A 삭맥數脈일 때는 우측 부류復溜, 누곡漏谷, 척택尺澤(곡지曲池), 극문郄門, 소해少海를 취합니다. 지맥遲脈일 때는 좌측 회양會陽(우측도 가능), 우측 대장수大腸兪(좌측도 가능)를 취혈하는 것이 원칙입니다. 삭맥數脈은 양陽이기 때문에 수족의 음경陰經을 사용하고, 지맥遲脈은 음陰이기 때문에 양陽의 부위인 등背部에서 선택합니다. 이것은 음양의 밸런스를 맞춘다는 의미인데, 나가노식 치료의 대원칙입니다.

Q40 좌측 천추天樞에 압통이 있어 간실肝實 처치를 할 때, 맥이 활滑하면

서 삭數하지도 지遲하지도 않은 경우는 어떤 처치를 하면 좋을까요?

A 지遲하지도 삭數하지 않다고 하는 것은 정상적인 것이기 때문에 지맥遲脈의 처치를 해도 괜찮습니다. 지遲한지 삭數한지를 잘 모르는 경우에 지맥遲脈의 처치를 해도 괜찮을 겁니다. 좌측 천추天樞의 압통 소실이 중요합니다.

Q41 족저리횡문足底裏橫紋 등에 자침하는 자율신경조정 처치는 아프지 않도록 자침하라고 하는데, 통증이 적은 자침방법은 무엇입니까?

A 기본적으로 자침하는 손의 반대쪽 손이 중요합니다. 반대쪽 손의 엄지손가락과 집게손가락으로 자침부위를 조금 강하게 누르면서 손가락을 벌려 환자의 피부를 팽팽하게 한 뒤에 절피자침切皮刺鍼하면 통증이 비교적 적을 것입니다. 그리고 말단부위의 혈은 예민하기 때문에 1촌0번(0.14×30mm) 침을 사용하면 좋습니다.

Q42 횡V자추간자침과 교감신경기능 촉진처치는 같은 것입니까?

A 다릅니다. 횡V자추간자침은 혈관운동신경에 관여하는 것입니다. 횡V자추간자침은 거의 지삭맥遲數脈이 잡히지 않는 것이 특징이고, 척추간 협소부의 횡돌기 아래에서 밀어젖히고 들어가듯이 V자 형태로 자침합니다(77페이지 참조).

한편 교감신경기능 촉진처치는 맥이 침沈하고 지遲한 것을 보면 알 수 있듯이 부교감신경이 강하기 때문에 교감신경의 기능을 부활시키는 것이 목적입니다. 처치는 관련 장기·기관에 해당되는 추골vertebra 융기부의 독맥督脈이나 방광경膀胱經 위에 있는 혈을 작탁보침하는 것입니다.

Q43 오십견 등으로 경추에 횡V자추간자침을 시행할 때에는 앉은 자세에서 시행하는 것인가요? 또한 자침깊이는 어느 정도입니까?

A 물론 복와위에서 자침하는 것도 좋습니다. 다만 앉은 자세가 되면 환자의 목을 앞뒤로 굴곡시킬 수가 있기 때문에 시술자가 추간椎間을 찾기 쉬울 것입니다. 하지만 흉추와 요추는 복와위에서 취혈하는 것이 좋습니다. 자침깊이는 10~15mm 정도이고, 고령자는 깊이 찌르지 않고 5mm 정도 자침합니다.

Q44 횡V자추간자침을 시행한 부위에 뜸을 뜨진 않습니까?

A 자침과 피내침만 시술합니다. 뜸은 요추전방전위증과 요추분리증과 같이 추간椎間이 벌어져 있는 경우에 시행합니다. 좁아진 부분은 피내침이 효과적입니다.

Q45 관절류마티스에 대한 횡V자추간자침은 어디를 자침합니까?

A 상지의 통증, 경직, 부종은 C5~C8, T1부위입니다. 양측으로 자침하는 것이 좋습니다.

Q46 관절류마티스로 족관절이 부어 있을 때에 사용하는 횡V자추간자침의 위치를 알려주세요. 이 경우에도 양측에 시술합니까?

A 족관절의 횡V자추간자침은 하부요추 및 천골신경총(상료上髎·차료次髎 등)이 해당됩니다. 환측만으로도 좋지만 양측에 자침해도 좋을 겁니다. 얕게 찌르면 효과가 덜하기 때문에 10~15mm 정도는 자침합니다.

Q47 관절류마티스 환자 중에 쉽게 피로하고 자침의 자극이 강하면 열이 나버리는 경우가 있습니다. 이런 경우, 뜸을 뜨는 횟수를 줄여도 좋습니까?

A 열이 나는 사람은 감수성이 강한 것이겠죠? 환자의 신체가 자침의 강도를 너무 강하다고 느끼는 것입니다. 이러한 경우는 자침의 개수와 뜸의 수를 줄이는 편이 좋을 겁니다.

Q48 손과 팔꿈치가 펴지지 않고 견관절도 아픕니다. 의사는 류마티스는 아니라고 하는데, 류마티스라고 진단받지 않은 환자라도 류마티스 처치는 효과가 있습니까?

A 혈액검사에서 RA-factor가 음성으로 나오는 류마티스의 기준을 만족시키고 있지는 않지만 홍맥洪脈이 나타나는 환자도 있고, 역으로 RA-factor가 양성인데 홍맥洪脈이 아닌 환자 등의 여러 가지 타입이 있습니다.

의사의 진단이 모두 다 정확하다고 보진 않습니다. 물론 이러한 질환도 그렇다고 말할 수 있는데, 우선 홍맥洪脈이 나타나고 근위지절관절PIP joint과 중수지관절MCP joint의 경직과 통증이 좌우 대칭적으로 나타나면 RA-factor가 음성이라도 관절류마티스의 가능성은 큽니다. 이런 경우 류마티스 처치를 시술하면 됩니다.

Q49 양보陽輔와 외관外關의 사용법에서 측만과 흉쇄유돌근의 긴장이 없더라도 사용해도 좋습니까?

A 중추신경성 후유증은 구허丘墟 · 상사독上四瀆이 좋습니다. 말초신경성 증상일 때에는 양보陽輔와 외관外關을 사용하는데, 그 사용법

으로 두 가지가 있습니다. 우선 후천적인 측만일때, 삭맥數脈이 나타나고 양보陽輔에 압통이 있으면 양보陽輔와 외관外關을 사용하지만, 어디까지나 원칙일 뿐이고 예외도 있습니다. 나머지 하나는 말초신경장애일 때 사용하는데 이때는 조건에 상관없이 사용합니다.

Q50 구허丘墟 · 상사독上四瀆과 양보陽輔 · 외관外關에서 건측을 사용해 보고 효과가 없을 때에는 환측을 사용하여도 좋습니까?

A 어디까지나 원칙일 뿐입니다. 효과가 나타나면 양측에 자침해도 좋을 것입니다.

Q51 알레르기 처치에서 독맥督脈의 혈은 일반적인 자침을 하게 됩니까? 그런 경우에도 횡V자추간자침을 시행합니까?

A 독맥 상에 있는 혈은 통상 자침하고 작탁을 합니다. 횡V자추간자침은 혈관운동신경의 활성화가 목적이기 때문에 척수후근spinal dorsal root이나 교감신경간sympathetic trunk을 목표로 자침합니다. 알레르기 처치라는 것과는 다릅니다.

Q52 담마진 처치에서 피내침 고정과 뜸의 적절한 사용방법은 무엇입니까?

A 담마진 처치는 기본적으로는 견우肩髃 · 축빈築賓에 뜸을 뜹니다. 이것을 싫어하는 환자는 피내침도 괜찮습니다. 또한 알레르기 체질은 피부가 예민하므로 피내침 테이프로 인해 발진을 방지하기 위해서 뜸을 뜨는 이유도 있습니다. 견우肩髃는 움직임이 아주 많

은 부위이므로 뜸이 바람직합니다.

Q53 꽃가루알레르기(화분증) 때문에 눈이 가물거리고 침침한 사람에게 안과 처치는 유효할까요?

A 효과가 있습니다. 안와주변과 T4에 작탁자침을 합니다. 다만 안와 주변은 1촌0번(0.14×30mm) 침을 사용합니다. 다른 치료방법으로는 내네이블4점 처치도 효과가 있습니다. T4는 거궐수巨厥兪에 해당됩니다.

Q54 '위기3점'에서 굳어 막힌 것이 풀릴 때까지 하는 편이 좋은 건가요?

A 굳어 막힌 것 자체는 간단하게 풀리지 않습니다. 약간이라도 경화된 것이 완화되면 바람직한 것입니다. 굳어 막힌다는 것은 2가지 의미가 있습니다. 하나는 위기胃氣의 순환이 원활하게 돌지 않는다는 것이고, 다른 하나는 목과 어깨 등이 뭉쳐지는 타입이라는 것입니다.

Q55 위기胃氣 처치에서 한쪽만 좁아진 경우는 환측 처치만으로 좋아집니까?

A 이 처치는 양쪽을 시술하는 것이 원칙입니다.

Q56 역류성식도염을 치료할 때 위기胃氣 처치를 사용하면 좋아지나요?

A 위산과다(위실胃實) 등에는 이 처치를 사용하지 않습니다. 도리어 위胃의 활동이 활발해져서 악화될 우려가 있습니다. 이 경우 해계혈解溪穴에 압통이 있으면 위경胃經의 기수혈氣水穴을 사용합니다.

Q57 기류촉진氣流促進 처치로서의 곡지曲池 3점이라는 것은 무엇입니까?

A 기氣의 흐름을 저해하고 있는 환부의 결합조직이 풀릴 수 있도록 곡지曲池를 사용하게 됩니다. 특히 좌측의 3점만 사용합니다. 이는 좌측은 '기氣'이고, 우측은 '혈血'과 관계가 있기 때문입니다(《침구중보기鍼灸重寶記》 등). 단단하게 뭉친 곳이 있는 곡지혈曲池穴 주변에 2~3개의 혈穴을 선택하여 자침하면서 작탁을 시행합니다.

Q58 늑간신경통의 전피지前皮枝와 외측피지外側皮枝에 대한 피내침의 고정방향은 어떻게 됩니까?

A 피부의 주름과 평행으로 붙입니다. 전후방향은 관계가 없습니다. 전피지와 외측피지는 피내침을 사용하지만 후피지는 뜸을 떠주는 것도 좋습니다.

Q59 가래가 목에 걸려 있을 때의 처치는 어떻게 하면 좋겠습니까?

A 완관절 횡문 중앙에 대릉大陵이라는 혈이 있는데, 양측을 취혈합니다. 또한 활맥滑脈이 나타날 때에는 비경脾經의 기수혈氣水穴인 상구商丘와 음릉천陰陵泉 등의 비경脾經을 사용합니다. 비脾는 진액을 담당하는데, 가래도 이 진액의 범주에 들어가기 때문입니다.

04

임상

Q60 치료는 어디에서 성공했다고 보면 될까요? 진찰소견에 맞춘 치료를 시행하여 모든 반응이 소실되었을 때, 치료를 종료하면 되는 것입니까?

A 치료하여 조금이라도 나쁜 범위가 줄어들면 치료되는 것이라고 봅니다. 반응이 전부 사라졌지만 자각증상이 있으면 아직 치료된 것은 아닙니다. 일상생활에 지장이 없다면 일단 성공했다고 볼 수 있습니다. 치료과정은 개인차가 있습니다.

Q61 자극량의 한계는 어느 정도입니까?

A 예민한 사람과 침치료가 처음인 사람 및 고령자는 강자극과 장시간의 치료는 피해야 합니다. 변화와 반응이 나타날 정도를 기준으로 하여 그 정도까지 하는 편이 좋을 겁니다. 증상을 쫓아 과잉자극을 하게 되면 도리어 피로가 쌓이고 악화됩니다. 적응이

되면 반응을 보면서 조금씩 강도를 올리면 좋을 것입니다.

Q62 '작탁은 이미지를 생각하면서 시행한다'라고 하는데, 어떠한 이미지를 말합니까?

A 경락經絡을 따라 기氣가 돌고 있는 것을 이미지로 생각하면서 작탁하는 것을 말합니다. 막연하게 하는 기계적인 작탁은 좋지 않습니다. 기氣의 순환 속도는 '한 호흡에 6촌'(《난경·1난》)이라는 기록이 있으니 이것을 참고해 주세요.

Q63 작탁을 종료하는 기준은 완화된 느낌이 느껴질 때입니까?

A 반드시 완화되는 것만은 아닙니다. 개인차가 있고 예민한 사람은 작탁을 조금만 하더라도 증상이 제거되기도 합니다. 대맥帶脈 등일 때에는 단단함이 풀리도록 오랫동안 시행합니다. 환자와 부위에 따라 작탁의 기준은 변하게 됩니다.

Q64 발침에도 순서가 있습니까?

A 특별히 발침순서가 있지는 않습니다. 어디서부터라도 뽑아도 상관없지만 때로는 경우에 따라 작탁하면서 발침해야 할 경우도 있습니다.

Q65 뜸은 몇 장씩 어느 정도 기간을 계속하는 것이 좋습니까?

A 직접구直接灸는 통상 5~7장 정도입니다. 감기에 걸려 코와 후부喉部의 증상이 있을 때에는 대추大椎에 15~25장 정도를 뜨게 됩니다. 관절류마티스의 특효혈인 음릉천陰陵泉도 15~25장 정도입니

다. 증상이 경감될 때까지 계속합니다. 어떤 완고한 증상도 3개월 동안 매일 하면 변화가 나타날 것입니다. 자택에서 뜸을 뜰 수 있도록 지도합니다.

Q66 환자가 자택에서 뜸을 뜨게 할 경우, 아무런 문제없이 뜸을 뜨게 하는 노하우로는 어떤 것이 있습니까?

A 젊은 사람은 직접구直接灸를 꺼림직하게 여기기 때문에 구점지를 붙여서 뜸을 뜨게 합니다. 아니면 자운고紫雲膏라고 하는 도포제(한방약으로 유일한 외용약)를 바르고 뜸을 뜨게 하는 경우도 있습니다.

Q67 피내침은 며칠 동안 유침시켜 놓나요?

A 보통은 1주일간입니다. 사람에 따라 잘 떨어지는 사람도 있고 오랫동안 붙여놓고 있는 사람도 있습니다. 오래 붙여놓고 있으면 효과가 줄어듭니다.

Q68 독맥督脈 상의 피내침을 고정하는 방향은 상방上方으로 하는 것이 좋을까요?

A 독맥督脈 상에 피내침을 붙이는 경우는 좌우 어느 쪽을 향해도 상관없기 때문에 횡으로 고정합니다. 유주방향에 따라 상방과 하방으로 피내침을 붙입니다.

Q69 류마티스로 서양의학적 치료를 이것저것 해본 뒤에 침구치료를 받으러 온 환자는 괜찮지만, 서양의학과 병행하여 치료해 가는 경

우 스테로이드를 중단하라고 말하기 어렵습니다. 어찌하면 좋을까요?

A 병행하고 있는 경우도 제법 있습니다. 스테로이드를 급하게 끊어 버리면 신체에 리바운딩 현상이 나타나기 때문에 우선 병행하면서 치료합니다. 이런 경우는 약을 끊으라고는 말하지 않습니다. 증상이 점점 경감되면 환자 자신도 스테로이드를 끊어야 하는 것 아닌가 하고 걱정을 합니다. 또한 의사로부터도 이러한 지시가 나올 것입니다.

Q70 편도 처치의 조해照海에 압통이 있고 아플 때에는 부류復溜를 대신해서 처치하지만 압통이 있는 곳을 치료점으로 생각하는 편이 좋은 것인가요?

A 기본적으로는 조해照海도 부류復溜도 같은 레벨로 생각해도 무방하고, 압통에 구애받지 않아도 됩니다. 예민한 사람의 경우에는 부류復溜를 사용해 보세요.

Q71 환자를 앉게 한 뒤에 대맥帶脈의 작탁을 하다가 실신해 버렸습니다. 왜 그런 건가요?

A 침치료가 처음인 환자는 어떤 치료를 받을지 불안하기 마련입니다. 불안감을 주지 않도록 충분한 설명이 필요합니다. 그리고 앙와위로 하면 좋을 것입니다.

저혈압 환자와 젊은 여성, 침치료를 처음 받는 사람들은 주의해야 합니다. 일시적인 빈혈일지도 모르겠습니다. 앉은 자세로 시술하기 전에 반드시 설명하면 상관없을 것입니다.

Q72 요측수근신근군橈側手根伸筋群에 자침할 때, 자침방향은 근섬유를 따라서 자침합니까?

A 근섬유의 수직방향으로 자침하면 됩니다.

Q73 심포경心包經의 이상일 때에는 그 경락을 치료점으로 사용하지 않습니까?

A 심포心包는 기능적인 복합체이기 때문에 사용하지 않습니다. 예를 들어 심장신경증의 경우는 심포보다도 자율신경이 관여하고 있기 때문에 부신副腎 처치와 자율신경조정 처치를 시행합니다. 또한 역류성식도염은 실증實證으로 심포心包를 다스리기보다 비경脾經과 위경胃經의 실實함을 다스릴 수 있는 기수혈氣水穴을 사용합니다.

Q74 삐끗한 허리에도 여러 가지 타입이 있는데, 다음과 같은 경우는 어떠한 치료를 하면 좋을까요?

❶ 삐끗한 허리가 된 직후에 처치를 하고 다음날 심해졌다.

❷ 몸을 움직일 수 없을 정도의 중증환자.

❸ 처치 후 좋아졌지만 국소부위에 계속 통증이 남아 있는 경우.

A 치료를 받으면 모두 좋아진다고는 말할 수 없습니다. 우선 진맥을 하게 되는데, 통증이 심할 때에는 맥이 긴삭緊數한 경우가 많습니다. 이럴 경우에는 병소를 급하게 치료해서는 안 됩니다. 우선 수족의 말단에서 처치를 하여 맥을 변화시키고 난 뒤에 치료를 해 나갑니다.

대맥이 굳어져 있는 사람도 있는데, 다짜고짜 깊이 찔러서는 안

되고 얕고 약하게 천천히 작탁해야 하는 것입니다. 인대, 근막, 척추간脊椎間이나 심인성 등의 원인을 당장 특정하는 것은 어렵기 때문에 우선 맥상에 근거한 처치가 중요합니다.

근육이 찢어지는 듯한 근육의 단열은 몸을 움직일 수가 없는데, 침구의 적응증이 아닙니다. 처치한 다음날 더 심해지는 것은 자극이 너무 강해서일지도 모르고, 호전현상으로 일시적으로 나빠졌다가 나중에 좋아지는 케이스도 있습니다. 국소에 통증이 남아 있을 때에는 국소부위의 절피사침切皮瀉鍼이 효과적입니다.

Q75 요추전방전위증인데 1주일에 한 번밖에 내원할 수 없는 환자는 어떻게 치료계획을 세우면 좋을까요?

A 그분이 뜸을 뜰 수 있으면 뜸을 치료계획에 넣으세요. 요추전방전위증에 뜸을 뜨는 것이 좋은 효과를 발휘하기 때문입니다. 이 경우에 척추전방전위증을 유발한 극돌기 사이와 움푹 들어간 추간椎間에 뜸을 뜹니다.

Q76 좌골신경의 통증과 저림이 있고 이 때문에 잠을 자지 못하는 경우는 어떠한 치료를 하면 좋습니까?

A 신경근nerve root을 압박하고 있을지도 모르겠네요. 이때는 좌골처치가 대단히 효과적입니다(85페이지 참조). 좋아져 간다는 것을 알 수 있는 기준은 밤에 잠을 잘 자게 되는 것입니다. 그리고 통증과 저림의 범위가 약해지고 좁아집니다.

Q77 무릎의 변형이 심하여 수술을 받아야 할 정도라면, 뜸을 해야 할

지 말아야 할지 구분점으로 어떤 것이 있을까요?

A 뜸을 떠서 좋아지는 사람도 많지만 모든 경우가 그런 것은 아닙니다. 일상생활에 지장이 없어지고 편안해지는 것이 하나의 구분점이 됩니다. 연골이 닳아 없어진 것은 병원에서 주사를 맞더라도 연골이 재생되지는 않습니다. 무릎에는 혈관도 신경도 잘 통하지 않습니다. 따라서 무릎 주변의 근육, 인대를 활성화시켜야 하는데, 그것을 위한 처치가 뜸을 뜨는 것입니다.

Q78 무릎 수술(인공관절, 반월상연골판 등의 수술) 후의 치료에서 주의점은 무엇입니까?

A 대퇴사두근, 장경인대 등의 근력을 만들기 위해 뜸을 떠줍니다. 자침은 골반부, 좌골신경·대퇴신경, 국소부위의 결합조직, 반건양근·반막양근 등의 경결부위와 해당 국소부위가 풀리도록 작탁을 합니다.

Q79 견관절이 우두둑거리면서 빠질 것처럼 아프고 인대의 이완이 나타나는 사람에게 대맥帶脈 처치를 사용하여 조금씩 개선시키고는 있는데요. 다른 방법은 없겠습니까?

A T9에 횡V자추간자침과 근수축부위의 작탁자침이 좋습니다. 그 외 경추의 양측에 횡V자추간자침도 좋습니다.

Q80 압박골절의 증상완화를 위한 치료로 어떻게 하면 좋을까요?

A 골절의 정도에 따라 좌우되겠지만 요추에 약간 균열이 되어 있는 분리증은 뜸을 뜨는 것이 효과적입니다.

Q81 악관절증의 치료에서 대맥帶脈 처치 후에 국소부위를 절피사切皮瀉 해도 됩니까?

A 치료의 마지막에 절피사切皮瀉를 해도 상관없습니다. 안면이기 때문에 침은 1촌0번(0.14×30mm)을 사용하는 것이 좋을 겁니다.

Q82 수근관증후군의 환부를 고정시키지 않아도 됩니까?

A 수근관증후군carpal tunnel syndrome은 정중신경의 교액성 신경장애entrapment neuropathy이기 때문에 그럴 필요는 없습니다. 횡V자추간자침으로 혈류의 개선을 촉진시키면서 동시에 국소부위를 절피사切皮瀉해도 좋을 것입니다.

Q83 6년 전 좌골신경에 헤르페스가 발병한 환자의 치료를 맡아 하고 있습니다. 기수혈氣水穴에 뜸을 1년 정도 계속하고 있는데 몇 번이나 재발하였습니다. 다른 어떤 것이 필요할까요?

A 중요한 점이 빠져 있습니다. 좌골신경을 따라 시술하는 것이 좋긴 하지만 헤르페스는 수족 양쪽의 경락을 반드시 취혈해야 합니다. 그러기 때문에 이 경우는 방광경膀胱經·담경膽經과 연관되어 있는 수태양소장경과 수소양삼초경의 기수혈氣水穴도 처치가 필요합니다.

Q84 편두통의 치료에서 주의하지 않으면 안 되는 포인트는 있습니까?

A 진찰소견대로 치료계획을 세우는 것이 중요합니다. 증상이 심할 경우에는 긴맥緊脈과 삭맥數脈이나 현삭弦數한 맥이 나타나는데, 이때는 강자극은 피해야 합니다. 자율신경조정 처치, C7·T1·T2

등에 횡V자추간자침을 시행하면서 과잉자극이 되지 않도록 주의해야 합니다.

Q85 혈압이 186/98인 환자가 있는데, 편도 처치, 횡V자추간자침, 굴신屈伸 등을 시행해도 좋습니까?

A 가능합니다. 괜찮습니다. 언제나 혈압이 높다는 의미는 아니라고 생각합니다. 고혈압은 혈관확장 효과가 있는 부신副腎 처치가 효과적입니다.

Q86 저혈압의 경우 치료점을 알려주세요.

A 궐음수厥陰兪, 심수心兪 등과 같이 심장기능을 높일 수 있는 혈에 뜸을 뜨는 것이 중요합니다. 그다음 체질개선을 목적으로 삼음교三陰交, 혈해血海, 내관內關에 오래 뜸을 떠서 혈압이 변화되었던 증례가 몇 건이 있습니다. 치료기간의 기준은 보통 3개월 정도입니다.

Q87 안면신경마비에 사용하는 침의 굵기는 어느 정도입니까?

A 1촌0번(0.14×30mm) 침으로 얕게 찔러 작탁합니다.

Q88 5년이 지난 안면신경마비도 침구치료의 적응증이 됩니까?

A 말초성이라면 적응증이 될 수 있고 충분히 효과가 나타납니다. 그러나 중추성 마비는 적응증이 아닙니다.

Q89 안면신경마비의 자침은 압통을 기준으로 하는 것입니까? 그러면 안면부는 어떻게 혈을 선택하게 됩니까?

A 압통은 생각하지 않아도 좋습니다. 마비는 대개 편측으로 오기 때문에 환측의 찬죽攢竹, 어요魚腰, 사죽공絲竹空, 동자료瞳子髎, 이문耳門, 청궁聽宮, 하관下關, 예풍翳風, 영향迎香, 협거頰車, 지창地倉 중에서 적당하게 선택합니다.

Q90 안면신경경련의 처치 중에서 안면에 자침하지 않는 것은 무엇 때문입니까?

A 경련은 실증實症이므로 국소부위에 자침하지는 않습니다. 횡V자 추간자침 등과 같이 원격부위에서 치료합니다.

Q91 아토피피부염의 치료에서 주의점은 무엇입니까?

A 침치료만으로는 좀처럼 구치하기가 힘듭니다. 거기다 뜸을 더 떠 주면 변화가 점점 생겨날 것입니다. 적어도 3개월의 뜸치료가 필요합니다. 본인이 어느 정도 치료되는 기분이 드는가에 따라 치료방법도 달라집니다.

Q92 아토피는 증상이 나타나 있는 쪽을 치료하는 것입니까?

A 진찰소견에 따라 편도 처치, 어혈 처치, 알레르기 처치에 추가로 양측 견우肩髃와 축빈築賓을 취혈합니다. 피내침이나 뜸을 뜨게 되는데, 편측으로는 효과가 없습니다.

Q93 아토피 환자 중에 다량의 약과 강한 약을 사용하고 있는 경우가 있는데, 어떻게 지도하는 것이 좋을까요?

A 스테로이드 연고를 사용하고 있는 경우가 많다고 생각되는데, 증

상이 호전될 경우에 서서히 줄이면 되기 때문에 갑자기 중지하게 해서는 안 됩니다. 섣불리 '중지하세요'라고 하면 안 됩니다.

Q94 꽃가루알레르기(화분증)의 치료에서 시간이 걸리는 경우 몇 번 정도의 치료가 필요하다고 말하면 좋을까요? 또한 계속 내원하게 하기 위해서는 어떻게 하면 좋을까요?

A 꽃가루알레르기(화분증) 환자는 80~90% 정도 효과가 나타납니다. 1~2회의 치료로 효과가 나지 않는다면 다음에는 내원하지 않습니다.

치료의 횟수를 몇 번이라고 확실하게 말할 수는 없는 것은 그 환자의 체질과 발병기간에 따라 달라지기 때문입니다. 보통은 꽃가루알레르기(화분증) 증상이 나타나는 기간(2월, 3월)에 내원하게 하는 것이 좋습니다. 그동안 일이 손에 잡히지 않았던 사람이라도 치료를 하게 되면 증상을 어지간히 억제시킬 수 있습니다. 그렇게 되면 일도 할 수 있을 것이고, 효과적이라는 것을 몸소 실감하게 되면 다시 치료받으러 올 것 입니다. 다시 내원하게 하기 위해서는 편도 처치, 알레르기 처치 및 내네이블4점에는 반드시 피내침을 붙여야 합니다. 피내침은 주 1회 바꿔줄 필요가 있습니다(52페이지 참조).

Q95 당뇨병 환자에게 뜸을 떠도 좋습니까?

A 당뇨병 환자 중에는 뜸을 뜰 수 있는 사람과 그렇지 않은 사람이 있습니다(뜸을 뜰 수 없는 사람은 피부가 약하여 잘 헤지는 사람입니다). 뜸을 뜰 수 없는 사람은 척중혈脊中穴과 비수혈脾兪穴에 피내침

을 붙이는 것으로 대신합니다. 뜸으로 혈당치를 낮춘 증례도 있습니다.

Q96 기관지천식을 치료할 때에는 유침 후에 뜸을 떠도 좋을까요?

A 급성일 때에는 침만으로도 효과가 있기 때문에 증상이 완화될 때까지 충분히 유침합니다. 만성증에는 뜸을 뜰 필요가 있습니다.

Q97 남성 갱년기 증상의 치료는 어떻게 하면 좋을까요?

A 남성의 갱년기 증상은 최근에 LOH증후군Late Onset Hypogonadism syndrome이라고 불리고 있고, 남성호르몬의 감퇴에 기인하는 것으로 보고 있습니다. 전립선비대도 그 속에 포함됩니다. 남성의 갱년기는 60~70세로 여성보다도 고령일 때 발생됩니다. 남성도 부신피질호르몬의 분비강화가 중요합니다.

처치는 부류復溜, 유부兪府, 척택尺澤, 지음至陰, 중봉中封, 곡천曲泉, 풍시風市, 차료次髎, 중료中髎, 요수腰兪에 직딕하면시 중극中極에 피내침을 붙여둡니다.

Q98 방광염에서 뜸을 뜨는 것은 시술했던 모든 혈에 뜸을 뜹니까?

A 가장 중요한 것은 여구혈蠡溝穴에 뜸을 뜨는 것이고, 그다음으로 편도 처치 혈들의 뜸이 중요합니다. 특효혈에 해당하는 여구혈蠡溝穴에는 다장구多壯灸를 시행하는데 11~15장 정도가 좋습니다.

Q99 다른 증상의 치료로 내원했던 환자로 우울증이 있는 경우의 치료는 어떻게 하는 것이 좋습니까?

A 우울증이 주소증이 아닌 경우는 본인이 가장 고통을 느끼고 있는 점(주소증)에 포인트를 둡니다. 그러나 실제로 우울증 때문에 생긴 증상, 예를 들면 두통과 불면, 권태감 등이 있으면 자율신경 조정 처치, 족저리횡문足底裏橫紋, 지간혈趾間穴, 외네이블4점 처치 등을 시술하면서 카운슬링도 하는 것이 좋습니다.

Q100 무좀에 먹을 갈아서 바르면 좋다고 하는데 아토피에도 효과가 있습니까?

A 아토피에는 효과가 없습니다. 이것은 민간요법으로 유명한 쓰쿠다 다키치築田多吉의 《가정에서의 실제적 간호비결》이라는 책에 나와 있습니다. 선친인 나가노 기요시 선생도 이 방법을 환자에게 권하여 많은 효과를 보기도 했습니다. 다만 알레르기보다도 무좀, 티눈, 못 등과 같이 종기계열에 효과가 있습니다. 먹 대신에 먹물을 사용하면 효과가 없습니다.

05

경락 · 경혈

Q101 양경陽經의 기수혈氣水穴은 거의 사용하지 않습니까?

A 화혈진火穴診을 통해 사용하는 기수혈氣水穴은 음경陰經을 사용하는 경우가 많은데, 물론 양경陽經을 사용해도 상관없습니다. 음경陰經은 오장과 연결되어 있기 때문에 진찰할 때 특히 중요합니다. 그러나 대상포진 등의 경우에는 양경陽經을 주로 사용합니다.

Q102 약의 부작용을 치료하기 위한 경혈로 견우肩髃와 축빈築賓이 좋습니까?

A 예, 그렇습니다. 축빈築賓은 특히 해독작용이 있습니다. 우선 확실하게 약의 부작용이라는 사실을 알았다면 의사와 상담하여 약의 복용을 중지하게 하는 선택도 할 수 있습니다. 신체가 무언가 이상 신호를 내고 있는 것입니다.

Q103 횡V자추간자침의 대상이 되는 추간椎間의 협소부위를 찾을 때 극돌기와 횡돌기 어디를 기준으로 하면 좋을까요?

A 극돌기를 목표로 하는 것이 찾기 쉬울 겁니다. 이러한 협소가 있으면 당연히 횡돌기도 좁아져 있을 것입니다. 한편 극돌기와 횡돌기일 때에 따라 겨냥하는 목표는 각각 달라집니다(78페이지 참조).

Q104 백회百會는 유침해도 좋습니까?

A 유침하는 것은 만성화되고 완고한 증상일 경우에 합니다. 강심强心 처치를 할 때에 백회百會에 유침하기도 합니다. 하지만 열감이 있을 때에는 유침하지 않습니다. 두부頭部어혈도 그렇습니다. 말랑말랑하고 열감이 강한 경우는 사침瀉鍼을 시행합니다[그림 2-1].

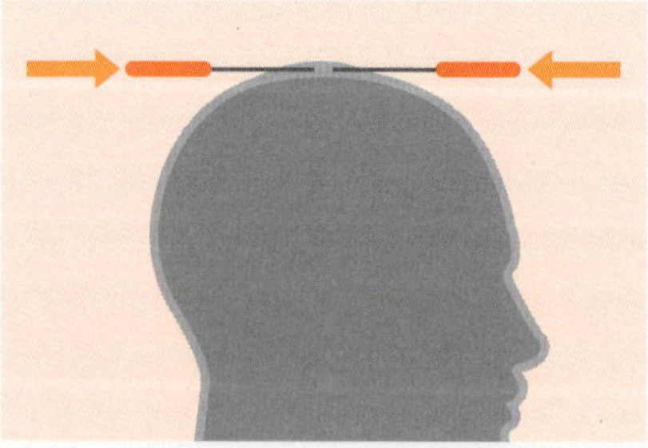

[그림2-1] **두부어혈 처치**

Q105 귀의 현기증점의 위치는 어디입니까? 압통을 기준으로 하여 취

혈하는 것입니까? 고정기간은 어느 정도입니까?

A 위치는 '이침혈위표시도'에 근거하고 있습니다. 이 그림 속에 뇌점腦點, 훈점暈點이라는 것이 있습니다[그림 2-2]. 이러한 이침점은 하나의 포인트라기보다는 영역이라고 할 수 있습니다. 침관 등으로 눌러보아서 그 주변부에서 압통이 강한 부위를 취합니다. 피내침은 폭이 3mm 되는 것을 사용하고 1주일간을 기준으로 교체해 줍니다. 덧발라줄 때에는 일본 고유제조법으로 만든 종이테이프가 좋습니다.

▶ 침관 등으로 눌러보고 압통이 강한 곳을 취합니다.

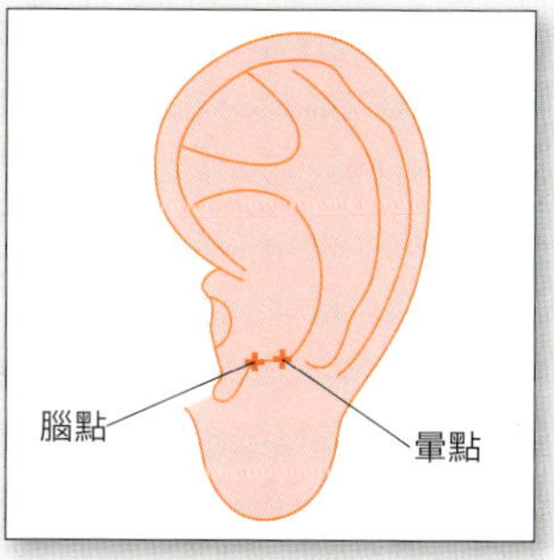

[그림2-2] 귀의 현기증점

Q106 눈의 어요혈魚腰穴(경외기혈)을 취혈할 때, 응어리가 기준이 됩니까?

A 원칙적으로는 안구의 중심선상의 눈썹 위쪽 가장자리에서 취혈하게 되는데, 임상적으로는 안구 중심선상의 눈썹 아래 가장자리에서 취혈하는 것이 더 효과적입니다.

Q107 천유天牖에 절피사切皮瀉를 행하여도 좋습니까?

A 그 부위가 울혈鬱血이 되어 있을 때에는 좋지만 그 외에는 기본적으로 작탁보침을 합니다.

Q108 해수咳嗽일 때는 천돌혈天突穴에서의 작탁이 즉효성 있다고 하는데 작탁은 어느 정도 시행하는 것이 좋습니까?

A 아주 조금만 작탁을 하게 되는데, 거의 환자가 부담되지 않도록 길게 하지는 않습니다. 조금 편해질 때까지만 합니다.

Q109 기침을 멈추게 하기 위해서는 옥당혈玉堂穴에 피내침이 좋다고 하는데, 중부혈中府穴도 좋은 곳인가요?

A 중부혈中府穴을 사용했던 적이 있었는데 환자들이 통증을 호소하여 이후로는 사용하지 않고 있습니다. 옥당혈玉堂穴이 더 효과적입니다.

Q110 전중膻中의 허실로 심포경心包經의 허실을 판단할 수 있습니까?

A 예를 들면 맥이 약弱하고 단短한 것은 허증으로 심포허心包虛(심허心虛)입니다. 복모혈腹募穴인 전중膻中의 압통만으로는 판단할 수 없습니다. 하나의 참고자료는 됩니다.

Q111 액하점腋下點의 상세한 위치는 어디입니까?

A 액하점腋下點은 겨드랑이 아래 평전씨십이반응대平田氏十二反應帶의 '폐구肺區'에서 극천혈極泉穴 부근까지를 천천히 안압하다가 가장 압통이 강한 부위를 취합니다. 피내침은 주름과 평행하게 고정시

킵니다. 기침에 효과가 좋습니다.

Q112 내네이블은 경결이 있는 부위를 취하는 것입니까? 피내침의 깊이는? 왜 꽃가루알레르기(화분증)에 효과가 있는 것일까요?

A 경결은 생각하지 않아도 좋습니다. 배꼽에서 5푼 정도 되는 곳 상하좌우 4군데입니다. 깊이는 피내침을 수평으로 하여 1mm 정도라도 효과는 나타납니다.

배꼽을 《난경·16난》의 내증內證에서는 비脾에 해당된다고 하였습니다. 비脾는 진액을 담당하고, 알레르기 반응은 점막에서 발생합니다. 요컨대 진액과 관련된 배꼽에서 알레르기 반응을 제거하는 작용을 하고 있는 것은 아닐까라는 생각이 듭니다.

Q113 상사독上四瀆에 침을 놓으면 환자가 아프다고 하는 경우가 많은데, 이런 것에 아랑곳하지 않고 계속 시술하는 것이 좋을까요?

A 그곳은 원래 아픈 부위이기 때문에 아프지 않도록 잘 문질러주면서 자입을 신중하게 해야 합니다. 그래도 통증이 있는 사람은 1~2mm만 작탁하여도 좋습니다. 불쾌감을 주지 않도록 자침해야 합니다.

Q114 먼젓번 강의에서 지구支溝는 편도 처치라고 하셨는데, 본래 편도 처치에 속하는 것입니까? 아니면 별도의 것입니까? 그리고 허증虛證 타입인 경우에도 사용할 수 있습니까?

A 편도7점과는 별개의 것입니다. 주로 아이들의 편도 처치로 사용하고 있습니다. 아이들에게 편도7점은 자극이 강하기 때문에 좌

우 지구혈支溝穴을 사용하는 것입니다. 허증虛證 타입인 경우에 사용해도 문제는 없지만 조해照海나 부류復溜를 같이 사용하세요.

Q115 강심强心 처치를 할 때, 노궁혈勞宮穴을 자침하는 좋은 방법이 있습니까?

A 손바닥을 펴지 않고 계란을 쥐고 있는 것처럼 하여 잘 문지른 뒤에 1.3촌2번(0.18×40mm)이나 1촌0번(0.14×30mm)으로 5mm 정도까지 자입하지 않으면 효과가 떨어집니다.

Q116 중저혈中渚穴의 사용 용도를 알려주세요.

A 지금은 부신과 자율신경을 조정할 목적으로 조해照海, 유부兪府나 혹은 조해照海, 유부兪府, 척택尺澤을 사용하고 있는데, 이전에는 조해照海, 유부兪府, 중저中渚를 사용하여 왔습니다. 정신적인 피로가 심할 때에 사용하면 좋습니다.

Q117 침이 처음인 사람의 대맥帶脈 처치는 앉은 자세로 해도 좋은가요? 대맥帶脈에 자침할 때, 환측의 반대측을 취하는 것을 본 적이 있는데 이것은 반대측이 단단하기 때문입니까?

A 침을 처음 맞는 사람은 바로 누워서 하는 편이 좋은데, 설명을 잘하고 동의를 얻는다면 앉은 자세에서 시술하여도 좋습니다. 먼젓번 실기시간에는 대맥帶脈을 자침할 때 환측이 연약하였기 때문에 단단한 반대편을 취한 것입니다. 기본 취혈은 환측이지만 반대편의 경화가 심한 경우는 반대측을 취해도 좋습니다.

Q118 삭맥數脈인 환자에게 경문혈京門穴을 사용해도 좋은가요? 경문혈京門穴의 피내침 방향은 어떻게 됩니까?

A 경문京門은 하수下垂 처치일 때 잘 사용하는데, 기본적으로 삭맥數脈에는 사용하지 않습니다. 그러나 신허腎虛가 심할 때에는 약간의 삭맥數脈이 나타나더라도 사용하는 경우가 있습니다. 피내침은 주름과 평행이 되게 유침을 하기만 하면 방향이 어느 쪽이라도 상관없습니다. 효과에도 영향이 없습니다.

Q119 둔부압통점의 자침 깊이는 어느 정도인가요?

A 지방층을 지나 둔근에 깊이 자입합니다. 둔부는 근육층이 두꺼운 곳이기 때문에 3~4cm 정도 이상 자입하지 않으면 안 됩니다. 압통이 있는 사람은 어딘가에 경결이 있을 겁니다. 그 경결이 풀리도록 작탁합니다.

Q120 차료혈次髎穴 등에 구두침灸頭鍼을 사입할 때의 깊이는 어느 정도입니까?

A 2cm 정도는 자입합니다. 너무 깊이 넣으면 구두灸頭가 너무 뜨겁게 되고 너무 얕으면 침이 휘어져 안정되지 않아 위험하며 게다가 뜨겁지도 않습니다.

Q121 인연因緣의 혈이라고 불리는 풍시風市는 어떨 때 사용하는 것입니까?

A 증상을 제거하기 어려운 경우나 통증이 조금 남아 있을 때에는 단독으로도 사용하는데, 인연因緣이라고 불리는 이유는 확실하지

않습니다.

Q122 편타성 손상일 때 내음內陰, 해계解溪가 효과가 있다는데 왜 그런 건가요? 내음內陰을 자침할 때에는 단단한 것이 풀리도록 작탁해야 하는 것인가요?

A 내음內陰은 경외기혈이고 대퇴내측에서 취혈합니다. 그 위치는 평전씨십이반응대平田氏十二反應帶의 '소장구小腸區'에 해당됩니다. 소장경小腸經은 어깨에서 목을 지나가고 있기 때문에 내음內陰은 편타성 손상 등에 효과가 있습니다. 침을 놓을 때 내음內陰은 말랑말랑하기 때문에 단단한 것을 찾기보다는 압통을 찾아 확인한 뒤에 자침해야 합니다. 게다가 해계解溪는 위경胃經이기 때문에 흉쇄유돌근과 관련이 있습니다. 이것은 경험칙經驗則이 근거가 된다고 생각합니다.

Q123 여구혈蠡溝穴은 뜸대신에 피내침으로도 효과가 있습니까?

A 방광염 등의 특효혈인 여구蠡溝는 특별히 뜸을 뜨는 것이 좋은 효과가 있습니다. 뜸을 싫어하여 도저히 뜸 뜰 수가 없는 사람은 피내침을 사용해도 무방합니다.

Q124 나가노식 치료에서 담낭점膽囊點은 어디입니까?

A 이것도 경외기혈인데, 위경胃經에서 해계혈解溪穴보다 4횡지 위에서 취혈합니다. 자율신경으로 인한 담도디스키네시아(담도운동실조증)에도 효과가 있습니다. 위치가 위기3점 중의 한 곳과 비슷합니다. 따라서 위기胃氣의 흐름도 좋아지게 됩니다.

Q125 간허肝虛일 때 대돈大敦의 처치는 침과 뜸 중에 어느 쪽이 더 좋습니까?

A 사지말단은 신경이 예민합니다. 침은 심한 통증을 주지 않도록 약하게 작탁보침을 합니다. 뜸도 같이하는 것이 좋지만 예민한 곳입니다. 따라서 무리한 강자극은 금물입니다.

Q126 상기上氣가 될 때, 지간혈趾間穴에는 사침을 합니까?

A 상기上氣는 머리와 안면쪽을 말합니다. 기가 역상逆上하는 것을 하지 쪽으로 내려야 하므로 일률적으로 보사補瀉를 하지 않습니다.

Q127 족저리횡문足底裏橫紋에서의 취혈은 압통을 목표로 하여 찾습니까?

A 압통이 있다면 찾기 쉽겠지만 기본적인 혈穴의 위치로 찾으면 됩니다.

3

증례 12가지 이야기

Nagano-Method
Acupuncture Treatment

이번 챕터에서는 나가노식 치료의 진단, 처치법을 구사하여 치료된 증례에 대해 이야기하려고 합니다. 소개하는 증례는 단순한 환자의 질병 기록이 아니라 그 환자 인생 이야기의 단면으로 풀어나가겠습니다.

CASE 01

무리한 업무가 거듭된 끝에 찾아온 심신증

• 여성, 22세, 학원강사

이 심신증心身症이라는 병은 심리적인 원인으로 인해 신체에 증상이 나타나는 질환의 총칭입니다. 이 여성은 전형적인 심신증이었습니다.

이 환자는 학생시절부터 과민성장증후군이 있을 정도로 매우 신경이 예민한 체질이었습니다. 대학 4년간 비교적 편안한 생활을 하고 있었지만 졸업 후 고향으로 돌아와 작은 학원에 취직한 후 이제까지와는 환경이 전혀 다른 곳에서 생활하게 되었는데, 오랜 시간(9시~23시)을 일에 할애하게 되고 바쁜 와중에 심신에 피로가 누적되었습니다.

가장 첫 신체반응은 취직한 지 2개월이 되었을 때 찾아온 공황장애였습니다. 그 병이 아직 충분히 치료되지 않았는데, 그로부터 2개월 후에 발열과 신체 반쪽이 굳어지는 증상이 생기게 되었습니다. 신체에 경고 사인이 재차 나타나게 되었던 것입니다.

그 경고 사인은 신체의 각 부위의 반응으로 나타나고 있었습니다. 우선 맥은 긴맥緊脈을 나타내고 천유天牖, 연곡然谷, 음릉천陰陵泉, 우측 천추天樞에 압통이 있었습니다. 자율신경실조에 의해 림프성 기관인 구개편도에 반응이 와서 좌측 이하선耳下腺까지도 부어 있었습니다. 면역력이 저하되면 흉쇄유돌근의 긴장도 유발됩니다.

【주소】 좌측 반쪽 몸의 굳어짐과 위화감.

【현병력】 대학교를 졸업한 그해 2월에 고향인 오이타大分시의 학원에 취직하였습니다. 근무 첫날 공황장애가 생겨 내과병원에서 치료를 받았습니다. 그런데 1주일이 지나자 재발하였습니다. 일이 힘들고 아직 익

숙해지지 않은 면도 있어서인지 내원 한 달 전부터 발열·천식 증상도 나타나게 되었고, 가족들의 권유로 내원하였습니다. 지금은 신경안정제와 위장약을 복용하고 있습니다. 이번 1주일간 일을 쉬고 있지만 보통 귀가시간이 자정쯤이라고 하였습니다.

【기왕력】 대학생일 때 과민성장증후군을 앓았습니다.

【수반증상】 좌측 손과 다리에 약하게 마비가 생기고 미열(37.4°C), 식욕부진, 소화불량, 기립성현훈, 구역질, 불면, 좌측 관자놀이통증, 좌측 이폐감耳閉感이 있습니다.

【소견】 맥은 약간 긴緊하고 우측 천추天樞, 천유天牖, 연곡然谷, 음릉천陰陵泉에 압통이 있습니다. 좌측 위경胃經 내측에 있는 경골외연脛骨外緣의 협소가 강하게 나타납니다. 흉쇄유돌근의 긴장은 우측보다 좌측이 강하게 나타납니다. 좌측 이하림프절submental lymph nodes의 종대와 압통이 있습니다. 전체적으로 좌측 반쪽 몸의 근육이 경직되어 있습니다.

【처치】 ①편도 처치, ②근긴장 완화처치, ③자율신경조정 처치(위중委中 · 비양飛揚 · 곤륜崑崙, 요수腰兪, 이네이블(4점), ④ 위기胃氣 처치, ⑤ 폐실肺實 처치.

【경과】

- 초진: 치료 후 음릉천陰陵泉과 연곡然谷의 압통이 소실되었습니다. 환자에게는 '압통이 잡혀가고 있는 것은 침이 효과를 내고 있는 것입니다. 증상에 좋은 변화가 나타날 겁니다'라고 불안이 사라지도록 설명하였습니다.
- 두 번째 진료(2일째): 환자가 '상당히 몸이 편안해졌습니다'라고 하였습니다. 좌측 어깨에서 겨드랑이까지 통증이 나타납니다. 이전의 치료 받을 때와 같은 긴맥緊脈이 뛰고 있지는 않았습니다. 흉쇄유돌근· 음릉천陰陵泉의 압통은 아직 있지만 연곡然谷의 압통은 사라졌습니다. 편도

처치, 근긴장 완화처치, 골반울혈 처치, 위기胃氣 처치를 시행하였습니다.

- 세 번째 진료(5일째): 좌측 이하림프절submental lymph nodes에 아직 통증이 있고 좌측 다리에 힘이 들어가지 않는 느낌이 든다고 하는데, 좌측 경골외연脛骨外緣의 협소는 제법 해소되어 있습니다. 맥은 약간 긴삭緊數하였습니다. 편도 처치, 자율신경조정 처치, 근긴장 완화처치, 골반울혈 처치를 시행하였습니다.
- 네 번째 진료(7일째): '어제부터 미열이 없어지고 체온이 36°C 부근이 되었습니다. 근 1개월여 만입니다'라고 하는 것입니다. 좌측 반쪽 몸이 상당히 편안해지고 잠도 잘 수 있게 되었으며 구토도 하지 않게 되었습니다. 그러나 다리의 위화감은 아직 있으며 식욕은 아직 거의 없다고 합니다.
- 다섯 번째 진료(13일째): 좌측 이하림프절submental lymph nodes의 통증은 없어졌고 잠자는 것도 좋아졌지만 식욕은 마찬가지라고 합니다. '좌측 견갑골 주변에 통증은 있지만 다른 증상은 좋아지고 편안해졌습니다'라고 하였습니다. 우측 천추天樞에 압통은 없습니다. 흉쇄유돌근의 긴장과 음릉천陰陵泉의 압통은 아직 조금 있지만, 다른 반응은 모두 소실되었습니다. 편도 처치, 골반울혈 처치, 근긴장 완화처치, 횡V자추간자침을 시행하였습니다.

그 후로 직장에 복귀하게 되었습니다.

처음 진찰했을 때는 안색이 나쁘고 다소 표정이 굳어 있었지만 치료를 점점 해감에 따라 증상도 경감되어 가면서 표정도 온화하게 변하고 웃는 얼굴로 치료에 임하게 되었습니다. 그리고 2주 정도 만에 생업에 복귀할 수 있게 되었습니다.

왜 좋아졌던 것일까요? 그 답은 진찰소견에 있습니다. 진찰소견에서 나오는 반응은 증상이 치료되어 가는 자연치유를 저해하는 요인이 됩니다. 이 저해요인을 제거하였기 때문에 치료되는 것은 당연한 일입니다.

CASE 02 우울증과 양성자세현훈증

• 여성, 42세, 주부

그녀는 어머니의 손에 이끌려 내원하였습니다. 얼핏 봐도 눈이 풀려 흐리멍덩하고 얼굴은 무표정하였습니다. 또한 말이 거의 없었습니다. 우울증을 앓고 있음을 직감적으로 알 수 있었습니다.

치료 중에 조금씩 하는 말을 듣고서야 그녀의 사정을 점점 알게 되었습니다. 자택을 신축하게 되어, 참고가 되는 책과 전문적인 설계도면 몇 권을 사서 매일 공부하면서 설계도를 끈기 있게 끝까지 그렸다고 합니다. 한편 그동안 남편은 일이 바쁜 관계로 거의 참여하지 않고 충분히 서로 대화하는 경우도 없었다고 합니다. 그녀가 그런 이유로 고독함을 불만으로 가지고 있었는데, 설계도를 계속 그려가던 중에 마그마처럼 쌓여 있던 스트레스가 한계점을 초월하여 신체의 비통한 절규로 단번에 분출된 것입니다.

그 결과로 기분이 우울해지고 또한 양성자세현훈증 benign paroxysmal positional vertigo도 발생하게 된 것입니다. 그녀는 대학병원에서 양성자세현훈증만 치료를 받아왔지만 전혀 치료되지 않았다고 합니다.

【주소】 머리가 멍해지고 현기증이 심하다고 합니다.

【현병력】 5개월 전 모대학병원에서 양성자세현훈증이라고 진단받았습

니다. 3개월 전에 심한 현기증이 재발하여 대학병원에서 치료를 받았지만 효과가 전혀 없었고 1주일 전에 고향인 미야자키宮崎현 노베오카延岡시로 귀향하였다고 합니다. 그리고 가족에 이끌려 내원하였던 것입니다. 눈이 멍하여 허공을 보고 있는 느낌이며 말을 하지 않았습니다. 우울한 상태임을 직감할 수 있었습니다.

【소견】 맥은 약간 긴緊하였습니다. 좌측 천추天樞와 좌측 중주中注부터 좌측 대거大巨에 이르기까지 압통이 있었습니다. 음릉천陰陵泉, 연곡然谷에도 압통이 있었습니다. 아무런 감정이 없는 무표정한 얼굴을 하고 생기가 없었습니다. 체격은 마르고 허약한 체질로 보였습니다.

【처치】 ① 어혈 처치, ② 편도 처치, ③ 간문맥울혈肝門脈鬱血 처치, ④ 골반울혈 처치.

【경과】

- 두 번째 진료(2일째): 후두부後頭部가 약간 가벼운 느낌이 있다고 합니다. 하지만 현기증은 여전하다고 합니다. 현기증은 뒤척이면서 머리를 들 때나 뒤돌아볼 때 심하다고 합니다. 복부 전체에 압통이 있어 간실肝實 처치를 하지 않고 자율신경조정 처치를 하였습니다.
- 세 번째 진료(4일째): 전두부前頭部에 통증이 있고 현기증은 여전하지만 복부의 압통은 없어졌습니다. 눈에 힘도 생기게 되었습니다. 전체적으로 병이 차도가 있는 느낌입니다. 맥도 처음보다 안정되고 복부도 좋아졌습니다. 환자는 '잠자는 것도 좋아졌습니다'라고 하였습니다. 점차 신체가 선순환으로 방향을 바꾼 것으로 보입니다.
- 네 번째 진료(5일째): 우측 편으로 현기증이 심하다고 합니다. 양성자세현훈증은 세반고리관에 있는 이석의 유통장애입니다. 전정前庭의 좌우 어딘가 한쪽 세반고리관에 이석이 혼입混入됨에 따라 한쪽의 기능

이 급격하게 저하되어 발생하는 것입니다. 이번 증례는 아마도 우측 이석의 유통장애라고 생각됩니다. 두통이 좋아지게 되었고, 복부의 좌측 천추天樞에서 좌측 중주中注에 걸쳐 압통반응이 나타납니다.

- 여섯 번째 진료(9일째): 맥은 약간 긴緊합니다. 복부와 연곡然谷의 압통은 소실되었습니다. 편도 처치, 자율신경조정 처치를 시행하였습니다.
- 일곱 번째 진료(11일째): 회전성 현훈은 아직 남아 있습니다. 맥은 약간 긴삭緊數합니다. 여섯 번째 진료 때와 같은 처치를 시행하였습니다.

  한편 이 여자 분의 치료는 그녀의 사정을 상세하게 경청하면서 시행해 왔습니다. 앞에서 밝혔듯이 필자는 그녀에게 '울적鬱積된 스트레스가 한계를 초월하여 신체의 목소리로 이와 같은 우울증과 양성자세현훈증을 초래한 것입니다'라고 조심스레 말씀드렸습니다. 그녀는 안심했던 것인지 납득한 것인지 눈이 반짝거리고 있었습니다.
- 아홉 번째 진료(19일째): 현기증은 일곱 번째 치료 이후 발생되지 않았습니다. 목을 우측으로 돌리더라도 문제가 나타나지 않게 되었습니다. 전정vestibule의 평형감각이 정상으로 회복된 것입니다. 그 후 네 번의 치료를 더 시행하였는데, 표정도 밝아지고 눈에 힘도 생겼으며 말도 잘하게 되었습니다. 거의 치료된 것으로 판단됩니다.

이 환자는 대학병원에서 양성자세현훈증(말초성)이라고 진단받고 이것 때문에 치료를 받아 왔었습니다. 그러나 이 환자는 단순한 말초성 현기증이 아니라 우울증도 앓고 있었기 때문에 그 신체증상으로서의 현기증이라고 판단됩니다. 따라서 눈앞의 현기증만을 치료해서는 안 되고 현기증의 원인이 되는 질환을 확인하고 그것을 다스리면 치유로 이어질 수밖에 없는 것입니다.

CASE 03

오랫동안 앓아 왔던 강박신경증(강박성장애)

• 여성, 40세, 주부

학교의 성적이 좋았던 그녀는 큰 제약회사에 순조롭게 취직하여 사내 결혼을 하게 되었는데, 결혼을 계기로 생활환경이 싹 바뀌게 되었습니다. 전업주부라는 환경과 사소한 부분에서 남편과 충돌하면서 10년 전부터 사람을 만나고 싶어 하지 않게 되고 아무것도 하고 싶지 않게 되어버렸습니다. 이런 이유로 집에서 우울하게 지내는 경우가 많아졌습니다.

그런대로 그럭저럭 생활해 왔었는데, 어느 순간부터 일상생활에서 '확인동작'이 늘어나게 되는 문제가 생겼습니다. 예를 들면 문이 닫혀 있지만 몇 번이나 반복해서 확인한다거나 옷을 입는 데에 30분 정도나 걸린다고 합니다. 정신과에서 강박신경증이라는 진단을 받고 약(항우울제와 정신안정제 등)을 복용하고 있었는데, 상태가 그다지 좋아지지 않았다고 합니다. 본인은 자신의 성격이 매우 꼼꼼하고 완벽주의자와 같다고 합니다. 그러나 이것이 역으로 재앙이 되어버린 것입니다. 장점이 단점으로 뒤바뀐 것입니다.

【주소】 자기의 동작을 몇 번이나 확인한다고 합니다. 불안하고 아무것도 하고 싶지 않다고 합니다.

【현병력】 결혼하고 나서 생활환경의 변화와 꼼꼼한 성격 때문에 자기 내부에서 스트레스가 생긴 탓에 문제가 점차 커지게 된 것입니다. 10년 전부터 강박신경증이라고 진단받고 치료를 받아왔습니다. 그러나 거의 좋아지지 않았고, 환자의 어머니가 걱정이 되어 본원으로 데리고 온 것입니다.

【소견】 맥은 긴삭緊數하고 흉쇄유돌근이 단단하게 경직되어 있습니다. 진단 시 화혈火穴에는 특별한 압통이 없었습니다. 그리고 경골외연脛骨外緣의 협소가 확인되었습니다. 처음 진료를 받기 위해 필자와 대면하고 있을 때에는 심하게 불안해 보였고 차분함이 없어 보였습니다. 강박신경증과 함께 타인의 시선이 신경 쓰이는 시선공포도 느끼고 있는 것 같았습니다.

【처치】 ① 부류復溜, 유부兪府, 천유天牖, 수삼리手三里에 15분 유침, ② 편도 처치, ③ 위기胃氣 처치, ④ 자율신경조정 처치.

【경과】 처음에는 상상도 못한 일이지만 필자의 치료와 환자 증상 간의 긴 싸움이 시작된 것입니다.

- 두 번째진료(4일째): 기분은 좋아졌다고 합니다.
- 세 번째 진료(8일째): 확인하는 행동이 조금 감소하게 되었습니다. 유침을 약간 길게 하였습니다. 또한 부교감신경을 고무시키기 위해서 차료혈次髎穴에 구두침灸頭鍼을 놓았습니다(천골부는 부교감신경의 중추부에 해당됩니다).
- 네 번째 진료(15일째): 세탁과 가스밸브의 확인동작이 조금 감소되었다고 합니다.

처음부터 침구치료와 병행하여 카운슬링도 같이 시행하였습니다. "현재상태를 단지 비관하거나 피해서는 안 됩니다. 어쨌든 지금 이대로를 온전히 받아들이세요. 지금의 상태를 긍정하세요(수용). 그리고 아무 일도 하고 싶지 않은 기분이더라도 하루 최소한으로 해야 할 일, 예를 들면 세탁이나 청소 등 조금이라도 좋으니 한번 해보세요(실천)"라고 말을 걸면서 몇 번씩이나 반복하였습니다. 환자 본인은 "선생님! 치료되는 걸까요? 치료는 되는 거죠?"라고 그야말로 수

십 번이나 물어왔습니다. 필자의 업무 중에도 퇴근 후에도 상관없이 전화를 걸어오는 경우도 있었습니다. 그렇게 하지 않으면 불안하여 어쩔 수 없이 한 행동이었을 것입니다. 매번 '치료됩니다. 지금 상태를 받아들이고 실행해 보세요'라고 지도하였습니다. 머지않아 본인도 점점 느껴졌는지 거의 묻지 않게 되었습니다.

- 여덟 번째 진료(47일째): 이전보다 확인동작이 감소되었습니다. 강박신경증이 있는 사람은 행동에 옮기기 전에 강박관념(현관 자물쇠나 가스밸브를 잠그지 않고 온 것은 아닐까 하는 불안)이 있는데, 확인동작이 감소되어 간다는 것은 이런 강박관념도 약해져 간다는 의미라고 할 수 있습니다. 요컨대 머릿속에서 확인을 반복하는 회로가 점점 약해져 가는 것이라 생각됩니다.
- 열세 번째 진료(97일째): 현관 문단속 확인동작은 아직 몇 번 하고 있지만 다른 확인동작은 더욱 더 감소되어 간다고 합니다.
- 열네 번째 진료(104일째): 정신과 약을 끊었다고 합니다. 차량 운전은 아직 할 수 없지만 이미지트레이닝을 시도해 보았다고 합니다. 맥은 이전보다 긴緊하지는 않습니다.
- 열다섯 번째 진료(125일째): 운전을 안 한 지 1년 만에 놀랍게도 혼자서 운전하여 내원하였습니다.
- 열여섯번째 진료(139일째): 확인동작이 확연하게 감소되고 작은 것에 연연하지 않게 되었다고 합니다. 현관자물쇠를 확인하는 것이 상당히 감소되었다고 합니다. 이쯤부터 사람이 무척 밝아지고 치료 중에 대화도 잘 나눌 수 있게 되었습니다. 대화도 거의 대부분 자연스럽고 거의 정상인들처럼 이야기를 나눌 수 있게 되었습니다.

그 뒤에도 지속적으로 치료를 받았는데, 상태는 좋아지거나 다소 심해지기를 반복하였지만 지금은 테니스를 치거나 여행도 할 수 있게 되었다고 합니다.

신경증의 맥인 긴삭맥緊數脈은 거의 큰 변화가 없었습니다. 강박성신경증은 성격에 기인하는 면도 있는데, 성격이 관여하는 증상은 거의 맥의 변화가 없는 것 같습니다.

여기서의 카운슬링은 모리타森田요법을 활용한 것입니다. 이 요법은 속박으로부터 자유로워지는 것입니다. 지금 불안과 두려움을 그대로 받아들이고 일상적인 것부터 실천작업을 계속하는 것을 통해 속박으로부터 해방을 꾀하는 것입니다. 결국 이런 속박이 강박관념이 되는데, 실천을 통해 강박관념이라는 회로를 끊어버리면서 극복해 나간다는 것입니다.

강박신경증도 세로토닌 등과 같은 신경전달물질이 관여한다고 알고 있습니다. 이것에 대한 처치는 부신副腎 처치, 자율신경조정 처치입니다. 이와 같이 완고한 만성질환에는 유침시키는 것이 필요합니다.

하나 더 중요한 점은 의사와 환자가 의논하여 약을 줄였던 것도 주효했다고 생각합니다. 강박신경증뿐 아니라 정신과질환[통합실조증(정신분열증)이나 우울증 등]은 지금까지 '다제대량처방多劑大量處方'이 당연한 것처럼 받아들여지고 있었습니다. 그러나 최근 국립정신·신경의료연구센터가 환자의 복용하고 있는 약을 안전하게 줄이기 위한 가이드라인을 만들었습니다(2013년). 다제대량처방•은 어떠한 약이 효과가 있는지 불명확하고 부작용의 가능성도 크다는 의미도 있습니다. 의사들의 이러한 감약減藥 가이드라인은 환자에게 복음이라는 생각이 듭니다.

• 다제대량처방: 약효가 같은 약이 필요이상으로 많이 처방되고 또한 각각의 약의 용량 자체도 필요이상으로 많은 양으로 처방되는 것을 말한다.

CASE 04

'주사밖에 방법이 없다'라는 말을 들은 변형전 관절류마티스

• 여성, 45세, 직장여성

그녀는 고등학생을 키우고 있는 싱글맘인데, 여자 혼자의 힘으로 가계를 꾸려가고 있었습니다. 5년 전쯤부터 손가락의 경직과 팔꿈치 및 어깨에 통증이 생겼습니다. 국립병원에서 관절류마티스라고 진단받고 스테로이드제와 항류마티스제, 소염진통제 등을 복용하고 있었지만, 좋아졌다 나빠졌다 하면서 조금도 호전되지 않았습니다. 의사로부터 '지금 이대로라면 스테로이드 관절내 주사를 맞아야 할 겁니다'라는 말을 듣고, 주사는 맞고 싶지 않다는 생각을 품고 있었던 차에 친구로부터 침구치료를 권유받고 지푸라기라도 잡는 심정으로 저희 침구원으로 내원했습니다.

【주소】 손가락의 경직, 팔꿈치통증, 어깨통증, 무릎통증

【현병력】 5년 전에 관절류마티스라고 진단받았습니다. 종합병원의 류마티스과에서 진료를 받고 현재 항류마티스제, 소염진통제, 위장약을 복용중입니다. 그러나 좋아지지 않고 조금씩 나빠져 감에 따라 이대로 진행되면 주사를 맞아야 한다는 불안감을 가지고 있었습니다. 지금까지 침구치료는 받은 적도 없고 관심도 없었다고 합니다. 주사를 상당히 두려워하는 것 같았습니다. 염증지수인 CRP의 정상치가 0.3인데, 5.7이나 되었습니다.

【합병증】 6개월 전부터 바세도우씨병이 생겼습니다.

【소견】 맥은 홍삭洪數하고 복증은 압통이 없었습니다. 화혈火穴도 특별한 압통은 없었습니다. 음릉천陰陵泉에는 압통이 있었습니다. 전경골근구前脛骨筋溝에 경결이 있었고 흉쇄유돌근에 긴장이 있었습니다. 특히 우측

어깨부터 상지와 팔꿈치까지 통증이 있었으며, 손가락의 경직도 심하였습니다.

【처치】 ① 편도 처치, ② 부신 처치, ③ 근긴장 완화처치(구허丘墟, 상사독上四瀆, 양릉천陽陵泉), ④ 대맥帶脈 처치, ⑤ 구허丘墟, 상사독上四瀆, 양릉천陽陵泉(근긴장 완화처치)에 뜸.

【경과】

- 세 번째 진료(16일째): 전신의 증상이 가벼워지고 있다고 합니다. 맥은 약간 홍洪하고 약간 삭數합니다. 양릉천陽陵泉에 뜸을 15장 뜨도록 지시하였습니다.
- 네 번째 진료(25일째): 삭맥數脈은 소실되었습니다. 증상도 점점 좋아지고 있습니다. 무거운 것을 들어도 다음날에 통증이 남지 않는다고 합니다. 통증이 줄어들고 있기는 하지만, 특히 좌측 무릎은 붓고 열이 있습니다.
- 다섯 번째 진료(31일째): 염증수치인 CRP가 2.7로 내려갔고, 경직 등의 증상이 가벼워졌습니다.
- 여섯 번째 진료(38일째): 좌측 무릎도 좋아지고 있습니다. 본인의 말로는 80%는 좋아졌다고 합니다.
- 열한 번째 진료(91일째): 맥은 약간 홍洪하고 약간 삭數합니다. CRP는 1.75가 되었습니다. 좌측 무릎의 붓기는 있지만 열은 없다고 합니다. 무릎 이외에는 불편한 곳이 없다고 합니다. '무거운 것을 들 수 있게 되었고 다리에 힘이 들어간다'고 합니다.
- 열아홉 번째 진료(201일째): CRP는 1.0입니다. 그녀는 수년 전부터 뮤지컬댄스를 하고 있었는데, 한번은 댄스연습이 지나쳐서 무릎이 아팠지만 최근에는 좋아졌다고 합니다.

- 스물네 번째 진료(281일째): CRP는 0.3으로 줄어들고, 스테로이드 등을 줄일 수 있게 되었는데, 맥은 아직 약간 홍맥洪脈을 나타냅니다.
- 스물다섯 번째 진료(319일째): CRP는 0.04이고, 통증은 거의 없다고 합니다. 거의 치료되었다고 생각됩니다.

그녀의 관절류마티스는 5년 전부터 진행되고 있었던 다주기형 류마티스였습니다. 만성화된 경우에는 맥증과 복증이 일치하지 않는 경우가 있는데, 이 환자도 그랬습니다. 그러나 그녀는 침에 대한 감수성이 좋은 체질을 가지고 있었습니다. 2회의 치료를 시행한 시점부터 전신의 관절통이 가벼워지게 되었던 것입니다.

편도 처치로 전신적인 면역력을 강화하고, 부신副腎 처치는 홍맥洪脈(심실心實)에 대해 길항작용이 있는 신경腎經을 사용하는 것으로 이것을 억제해 갔습니다. 구허丘墟·상사독上四瀆은 기경奇經 치료의 응용으로, 또한 흉쇄유돌근 긴장완화에도 효과가 있습니다. 그리고 양릉천陽陵泉은 관절과 근육의 열을 제거합니다.

대맥帶脈 처치는 말하지 않아도 다 아시듯이 근육의 긴장과 경직에 매우 뛰어난 효과를 발휘합니다. 이러한 처치를 두 번 한 것만으로도 효과를 발휘할 수 있었던 것입니다. 다섯 번의 치료를 했던 시점부터 80% 호전되었습니다. 치료를 시작한 지 1개월 만의 일이었습니다. 염증지수를 나타내는 CRP도 약 1개월 만에 절반 이하로 내려갔고, 정상치인 0.3 이하는 20회 남짓 치료받은 뒤부터였고, 9개월 정도 만에 정상범위로 들어갔던 것입니다.

관절류마티스는 침구로 치료되지 않는 병은 아닙니다. 그렇다고 모든 류마티스가 치료된다는 의미는 아닙니다. 급성진행형과 악성류마티스가 만성화되어 관절이 변형되어 있는 것은 어려울 것입니다. 그러나 그 외에 다주기형과 단주기형 및 뼈의 변형은 되지 않고 통증, 붓기, 발열까지만 있는 경우는 충분히 치료될 수 있습니다.

그녀가 최근 2년 만에 내원했는데, 주소증은 생리불순이었습니다. 류마티스에 대한 언급을 하지는 않았지만 만약을 위해 CRP 수치를 물어보았더니, '0.02'라고 대답하고는 남의 일처럼 웃는 것이었습니다.

CASE 05 중추성 원인이 의심되는 시력장애인 광시증의 회복

• 남성, 85세, 무직

남성으로서는 드물게 대기실에서 다른 환자와 이야기를 잘하시는 분이었습니다. 처음 대면한 사람이라도 평소 아는 사람처럼 이야기하고 있었는데, 잘 보면 눈을 빈번하게 연신 끔벅거리고 있었습니다. 이 환자 분의 친구가 본원에서 치료받고 있는데, '속는 셈치고 한번 가보자'라고 하면서 내원하였다고 합니다.

【주소】 물체가 이상하게 보이고 좌우의 선이 교차하여 보이거나 물결치는 것 같기도 하다고 합니다.

【현병력】 6년 전에 좌측 후두부에 뇌경색이 왔었습니다. 4년 전에는 안과에서 물체가 이상하게 보인다고 하여 안구주사를 맞았다고 합니다. 그리고 3년 전에는 백내장수술도 받았다고 합니다. 이번에 주소증으로 인해 안과에 갔었는데, 안검경련이라는 진단을 받고 '안검주사(보톡스주사)를 맞읍시다'라는 말을 들었다고 합니다. 또한 다른 안과에서는 광

시증photopsia[•]의 가능성이 있다는 말도 들었다고 합니다.

【기왕증】 29년 전 메니에르증후군을 앓았고, 16년 전에는 대장폴립 수술을 받았습니다.

【소견】 맥은 현弦하고 약간 세細합니다. 이 세맥細脈은 눈의 이상을 나타내는 맥입니다. 복증은 우측 천추天樞와 좌측 중주中注, 행간行間, 양보陽輔, 천유天牖에 각각 압통이 있습니다. 양보陽輔의 압통도 눈의 이상을 나타내는 것입니다.

【처치】 ① 편도 처치, ② 폐실肺實 처치, ③ 어혈 처치, ④ 안과 처치(112페이지 참조. 다만 본래의 안과 처치에서 내네이블은 제외시킵니다).

【경과】

- 두 번째 진료(4일째): 초진 후에 오히려 나빠지는 느낌이 든다고 합니다. 호전반응이 나타나는 것이라 생각하고 '걱정은 하지마세요. 차차 좋아지게 될 것입니다'라고 안심시켰습니다.
- 네 번째 진료(11일째): 지금까지의 치료에서 환자는 때때로 섬휘암점scintilla scotoma[••]이라는 말을 사용하고 있었습니다. 전에 진찰을 받았던 안과의사로부터 이것이 나타난다는 이야기를 들었다고 합니다. 이때 6년 전에 뇌경색이 왔던 일을 듣게 되었는데, 그 후유증의 가능성으로도 생각되어 횡V자추간자침도 포함시켜 뇌순환 활성 치료도 함께 시행하였습니다. 이것이 결과적으로 주효하였습니다.
- 여덟 번째 진료(38일째): 90% 정도 좋아졌다고 합니다. 맥도 거의 평맥平脈이 되어 있습니다. 안검경련과 섬휘암점이 상당히 감소되어 있습니다.

• 광시증: 빛이 없는 어둠 속에서 시야에 섬광이 나타나는 증상을 말한다.

•• 섬휘암점: 시야 일부에 섬광(어른거리는 빛)이 나타나 몇 분간 계속되면서 물체가 보이지 않고 그 뒤 섬광이 사라지고 나면 이어서 두통이 발생되는 상태를 말한다.

이 증례의 병인病因은 안과의사가 진단한 안검경련이 아니라 6년 전에 발병했던 뇌경색이 영향을 주고 있었던 것으로 생각되고, 그 후유증으로 광시증photopsia이 발생되어 섬휘암점scintilla scotoma이 출현했던 것은 아닐까라고 생각됩니다.

주효했던 처치는 횡V자추간자침과 안과 처치였습니다. 이 경우의 횡V자추간자침은 추골뇌저동맥을 목표로 하는 것입니다. 이 동맥은 쇄골하동맥에서 시작하는데, 추골동맥으로 7번 횡돌기에서 경추로 상행하여 두개골로 들어가면 좌우 추골동맥은 합쳐져 뇌저동맥basilar artery이 됩니다. 뇌저동맥은 뇌간 · 소뇌로 가지를 내고 다시 좌우로 나뉘면서 후대뇌동맥이 됩니다. 추골뇌저동맥과 관련된 7번 경추와 1번 흉추의 횡돌기(극돌기라도 좋음. 77페이지 참조)의 횡V자추간자침이 뇌순환의 부활로 이어졌다고 생각됩니다.

그리고 안과 처치는 눈 주변의 혈류량을 증가시키고 또한 근긴장을 풀어주기 때문에 그것도 호전요인이라고 생각됩니다. 섬휘암점은 중추성 광시증에 포함될 수 있을 것 같습니다. 중추성 질환이 이러한 처치로 인해 개선되고 회복되어 간다는 것은 침구치료의 가능성을 넓혀가는 것이라 생각됩니다.

고령임에도 차로 1시간 이상 걸리는 곳에서 그는 세 번의 치료까지 주 2회, 네 번째 진료 이후는 주 1회씩 규칙적으로 내원하셨습니다. 이 환자의 이러한 성격이 치료를 이룬 것이라고 감히 말할 수 있습니다. 치료의 횟수를 거듭할 때마다 더욱 더 말을 많이 하시게 되었습니다.

CASE 06

석고 기브스를 한 것처럼 목이 안 돌아가는 증상

• 여성, 73세, 무직

그녀는 젊을 때부터 만능스포츠우먼으로 나이와는 상관없이 지금까지도 탁구, 댄스, 스트레칭체조, 합창단을 하고 있습니다. 1주일간의 일정은 거의 이러한 일들로 가득 차 있습니다. 또한 때때로 동창생과 여행을 기획하여 선두에 나서서 행동하는 편이었습니다.

자신만만하고 머리회전도 빠르며 총명한 인상을 가지고 있는 분이지만, 그 후로 친구의 소개로 본원에 왔을 때는 아무 말도 하지 않아서 무뚝뚝한 느낌이 들었습니다. 어제부터 갑자기 목이 돌아가지 않아 이러지도 저러지도 못하는 상황이었습니다. 증상이 너무 심하여 어떤 표정도 짓지 못했을 겁니다.

【주소】 목이 제대로 움직이지 않는다고 합니다.

【현병력】 어제부터 갑자기 목이 돌아가지 않게 되었다고 합니다. 이렇게 심한 것은 이때까지 경험한 적이 없었다고 합니다. 이전에 기침을 하였다고 합니다. 작년 여름 일가친척의 돌아가신 뒤에 처음 맞는 우란분(고통을 구해 주는 법회) 준비로 바빴고, 또한 방문객도 많아 피로가 쌓이게 되었다고 합니다. 가족 없이 혼자 생활하는 사람이라 스포츠와 배우는 것을 좋아하여 아까 언급했던 배우는 일 등을 하면서 바쁜 나날을 보내고 있었던 듯합니다.

【기왕력】 예전에 신장염을 앓았고 병원치료가 효과가 없어 단식으로 고쳤다고 합니다. 그 이후로 서양의학을 거의 믿지 않고 있다고 합니다.

【소견】 맥은 현弦하고 약간 삭數합니다. 흉쇄유돌근에서 승모근에 걸쳐

단단하게 뭉쳐 있습니다. 천유天牖에 압통도 있습니다. 체형은 아담합니다. 증상이 심한 탓인지 필요한 것만 이야기합니다.

【처치】 ① 편도 처치, ② 근긴장 완화처치, ③ 횡V자추간자침. ④ 대맥帶脈 처치

【경과】

- 두 번째 진료(2일째): 시술 후, 증상에 거의 변화가 없다고 합니다. 의아하게 생각되어 '치료를 받고 조금의 변화가 없다는 것은 진짜 무리를 하고 있는 것으로 보입니다'라고 내 견해를 전하니, 지금 하고 있는 배움 등을 담담하게 말해 주었습니다. '생각만 앞서서 몸을 억지로 끌고 다녔던 거군요. 이것은 신체가 보내는 경고입니다'라고 하면서 그녀의 목에 손을 대고 말했습니다. 처치는 처음 진료할 때랑 똑같이 시술하였습니다(스포츠 등의 레슨을 중지하도록 권고하였습니다). 세 번째 진료 이후에도 똑같은 처치를 계속하였습니다.
- 세 번째 진료(5일째): 좌측으로 조금씩 목을 돌릴 수 있게 되었지만 우측은 꿈쩍도 하지 않았습니다.
- 네 번째 진료(7일째): 상당히 좋아졌다고 합니다. 목이 좌우 양측으로 돌아가기 시작했다고 합니다. 흉쇄유돌근의 긴장이 약간 완화되었습니다. 맥도 현맥弦脈에서 긴맥緊脈으로 변화되었습니다.
- 여섯 번째 진료(12일째): 상당히 목이 잘 움직인다고 합니다. 좌우로나 전후로 움직이고 가동범위도 넓어졌다고 합니다.
- 일곱 번째 진료(15일째): 맥은 긴緊하지만 삭數하지는 않았습니다. 잠도 잘 자고 있다고 합니다. 이 시점에서 보면 70~80% 정도 좋아지고 있다고 생각됩니다.

이 이후 치료는 주 1회의 페이스로 하였고, 건강관리를 겸하여 3개월 후부터 격주로 치료받게 하였습니다. 그리고 이때쯤 '탁구나 합창을 슬슬 시작해도 좋을 것 같은데요'라고 환자에게 지도하였습니다.

이 환자가 처음 내원하였을 당시에는 목이 굳어져 마치 석고 깁스한 것처럼 고정되어 있는 것은 아닐까라는 생각이 들 정도였습니다. 흉쇄유돌근과 목 부위의 여러 근육이 딱딱하게 굳어 있어 이것은 상당히 치료하기 어렵겠다는 인상을 받았습니다.

맥이 현弦하고 약간 삭數하다고 하는 것은 통증이나 불안으로 인하여 자율신경이 매우 불안정하다는 의미입니다. 현맥弦脈이라는 것은 자율신경의 중추인 시상하부도 영향을 미치고 있다는 것을 나타내는 것이고, 담경膽經의 이상도 발생되고 있었으며 대맥帶脈 처치와 근긴장 완화처치가 필요하였습니다.

그녀는 젊을 때부터 신체활동을 좋아하고 스포츠에도 만능이었다고 합니다. 이 때문에 자신의 신체를 과신하고 있었던 것 같습니다. '이기는 것만 알고 지는 것을 모르면 해악이 자기 몸에 미친다'라는 속담처럼, 건강하기 때문에 자신의 생각만 앞서서 자신의 몸을 돌아보지 않았던 것입니다. 목이 딱딱하게 굳어지는 것은 신체가 나타내는 경고이자 생활의 결과였던 것입니다.

마음과 신체는 서로 밀접한 관계를 가지고 하나로 연결되어 있는 것 같지만 실제로는 다른 것이기도 합니다. 환자들이 이와 같은 인식을 가지고 있기를 바랍니다.

CASE 07

교통사고 후유증에 의한 신경근형 경추증

• 여성, 55세, 주부

이 환자는 생기가 없이 의기소침한 모습으로 남편에게 이끌려 들어왔습니다. 교통사고를 당해 치료를 했지만 아직 치료가 다 되지 않은 것 같았습니다. 들으니 경추의 편타손상이라고 합니다.

교통사고에 의한 경추증은 통상 세 가지로 분류할 수 있습니다. 가장 가벼운 것은 주로 목과 이깨에 통증과 뭉침, 위화감이 나타나는 염좌형 경추증입니다. 그다음이 목과 어깨에서 상지까지의 통증과 지각이상이 나타나는 신경근형 경추증입니다. 이것은 경추의 추간공intervertebral foramen에서 나와 상지로 뻗어 있는 신경이 상하 경추를 끼고 있기 때문에 일어납니나. 세 번째는 척수형 경추증으로, 상지의 증상뿐 아니라 보행장애와 방광장애, 직장장애에까지 증상이 나타나는 경우가 있습니다. 척수형은 침구의 부적응증입니다.

그녀가 당한 편타손상이라는 증상은 침구로 치료되는 신경근형에 해당되는 것이었습니다.

【주소】 좌측 목에서 손끝까지의 통증과 저림을 호소하고 있습니다.

【현병력】 5개월 전 자동차에 타고 있다가 후방에 있던 자동차에 의해 약 시속 40km의 속도로 거의 노브레이크 상태에서 추돌을 당했습니다. 조수석(백미러에서 후방을 볼 수 없음)에 앉아 있었기 때문에 충격이 심하여 목에서 어깨, 허리가 아프다고 합니다(특히 좌측이 아픕니다). 정형외과의 X레이 검사에서 경추의 추간관절 협소가 확인되었습니다. 3개월 입원하여 견인치료와 온습포, 약제 등의 치료를 받아왔지만 효과가 거

의 없어 내원하였습니다.

【소견】 맥은 긴삭緊數하고, 좌측 중주中注에 강한 압통이 있으며, 우측 천추天樞에도 압통이 확인됩니다. 수족의 화혈火穴에도 강한 압통이 있습니다. 두부어혈도 확인됩니다. 좌측 흉쇄유돌근이 약간 경화되어 있습니다. 배와 머리에서 어혈반응이 강하게 나타나고 있고, 교감신경 과긴장 상태를 나타내고 있습니다.

【처치】 ①편도 처치, ②두부 · 복부어혈 처치, ③자율신경조정 처치, ④폐실肺實 처치, ⑤ 좌측 대맥帶脈 처치 ⑥ 좌측 양보陽輔 · 외관外關.

뜸은 좌측 중봉中封, 좌측 척택尺澤, 부류復溜, 수삼리手三里, 좌측 양보陽輔, 좌측 외관外關에 시행합니다.

【경과】

- 세 번째 진료(7일째): 좌측 견갑골에서 전완까지의 부위에 있던 저림이 많이 좋아졌다고 합니다. 환자가 '잠자는 것도 편해졌습니다'라고 합니다. 긴맥緊脈도 많이 풀렸습니다. 신체가 선순환하는 방향으로 선회한 것으로 보입니다.
- 여섯 번째 진료(18일째): 좌측 어깨에서 상지까지 부위의 증상이 많이 좋아졌다고 합니다. 긴맥緊脈과 삭맥數脈이 완화되었습니다.
- 아홉 번째 진료(27일째): 긴맥緊脈과 삭맥數脈은 거의 없습니다. 우측 천추天樞와 좌측 중주中注 및 좌측 대거大巨에 압통이 있습니다. 화혈火穴에도 약간 압통이 있습니다. 천유天牖에도 압통을 확인할 수 있습니다. 그러나 압통은 전체적으로 줄어들었습니다.
- 스물여덟 번째 진료(95일째): 어깨가 90%는 좋아졌다고 합니다. 처치도 줄여서 편도 처치, 자율신경조정 처치, 어혈 처치, 대맥帶脈 처치만 시행하였습니다.

이 환자는 앞에서 언급한 것처럼, 신경근형 경추증이었습니다. 정형외과의 X선 검사에서도 신경근을 압박하고 있는 척추간 협소가 확인되었습니다. 그래서 정형외과에 입원하여 3개월 치료를 받았지만 치료되지 않았습니다.

나가노식 진찰은 신체의 여러 가지 정보를 수집해 가는 과정이라고 할 수 있습니다. 좀 더 언급하면, 신체의 소리를 귀담아 들어가는 과정입니다. 그 소리가 바로 맥상의 긴緊과 삭數(통증을 의미하고 아직 진행되고 있음을 나타냄), 복증에서 중주中注의 강한 압통(복부의 어혈이 현저함), 우측 천추天樞의 압통(폐, 기관, 목의 반응) 및 화혈火穴의 강한 압통(바로 교감신경의 과긴장상태를 의미)이라고 할 수 있습니다. 결국 이러한 진찰소견을 통해 환자의 치유를 저해하고 있는 요인을 알 수 있는 것입니다. 나가노식 치료로 이러한 요인이나 신체의 소리에 대응해 나가기 때문에 신체가 회복되어 가는 것이라고 말할 수 있습니다.

CASE 08 취미생활이 과하여 발생된 귀의 폐색감

• 여성, 60세, 주부

그녀는 컴퓨터가 취미로, 친구와 지인의 의뢰로 전단지나 자료 등을 열심히 만들곤 했습니다. 취미생활이 과하여 한계를 넘어버리면 어떠한 폐해가 신체에서 일어나는지 본 증례를 통해 잘 알 수 있는 케이스입니다.

【주소】 좌측 귀의 폐색감閉塞感.

【현병력】 이전부터 피로하면 귀의 폐색감이 발생되곤 했습니다. 이번에

는 10일쯤 전부터 귀의 폐색감이 심하게 발생되었습니다. 또한 전신의 관절도 아팠다고 합니다. RA검사는 음성이었는데, 감기에 걸리면 슬관절통, 고관절통이 발생되는 일이 있고 꽃가루알레르기(화분증)도 있다고 합니다. 현재 약은 복용하지는 않는다고 합니다. 잠을 잘못 자고 현기증과 관자놀이 통증도 있다고 합니다. 3년 전에 폐경되었습니다.

【기왕력】 15세에 관절류마티스를 앓았다고 하고, 제왕절개로 출산하였다고 합니다.

【소견】 맥은 현맥弦脈이고 복증은 압통이 없습니다. 행간行間, 천유天牖, 음릉천陰陵泉에 압통이 있습니다. 성격이 밝고 외향적입니다.

【처치】 ① 편도 처치, ② 골반울혈 처치, ③ 알레르기 처치, ④ 간경기수肝經氣水 처치(간경의 기수혈을 사용), ⑤ 대맥帶脈 처치.

【경과】

- 두 번째 진료(5일째): 듣는 것은 좋아졌지만 폐색감이 양쪽 귀에서 아직 나타난다고 하고, 꽃가루알레르기도 있다고 합니다. 컴퓨터 작업을 좋아하고 어느 정도 할 수 있게 되었기 때문에 전단지를 의뢰받아 열심히 일하고 있다고 합니다. 편도 처치, 골반울혈 처치, 알레르기 처치, 대맥 처치를 시행하였습니다. 또한 내네이블4점에는 피내침을 붙였습니다. 곡지曲池와 부류復溜에는 뜸을 떴습니다.
- 세 번째 진료(38일째): 귀의 폐색감이 아주 많이 없어졌다고 하는데, 아직 약간 울린다고 합니다. 필자의 충고를 들어서인지 컴퓨터 시간을 1/3으로 줄였다고 합니다. 재채기가 거의 나오지 않고 꽃가루알레르기는 이전보다도 훨씬 좋아졌다고 합니다. 이전의 처치를 똑같이 시행하였습니다.
- 네 번째 진료(53일째): 세 번째 진료부터 치료간격이 벌어지게 된 것은

컨디션이 좋아지고 일도 바빠졌기 때문으로 보입니다. 지금은 컴퓨터 작업을 거의 하지 않는다고 합니다. 귀의 폐색감은 사라졌다고 합니다. 오늘은 요통으로 내원하였다고 합니다. 맥은 부浮하고 긴緊하며 약간 삭數합니다. 편도 처치, 골반울혈 처치, 알레르기 처치, 대맥帶脈 처치를 시행하였습니다. 이 이후부터는 귀의 폐색감 때문에 치료받은 것이 아니라 요통의 치료를 시작하였습니다.

이 환자의 특징은 현맥弦脈에 집약되어 있습니다. 이 맥은 긴맥緊脈보다 강하고 정신적 피로가 현저하며, 병이 심층부까지 들어와 있고 간담肝膽의 실증實證이라는 의미를 내포하고 있습니다.

컴퓨터는 취미의 범위를 넘어서 있었으며, 사람들에게 의뢰를 받으면 거절하지 못하는 성격이면서 또한 뭐든지 항상 열심히 하는 스타일이었습니다. 그 때문에 눈의 혹사부터 목·어깨의 긴장과 뭉침, 신경과민상태가 계속된 것입니다. 또한 피로의 누적으로 면역력이 저하되어 감기에 잘 걸리게 되고 당연히 귀에도 영향을 미치게 됩니다. 또한 기왕증인 관절류마티스가 가볍게 재발되기도 하는 것입니다.

그리고 갱년기장애도 심해져 있는 것으로 생각되었습니다. 이러한 반응은 맥상 외에도 신체에 나타나고 있었습니다. 행간行間의 압통은 눈의 혹사에 의한 간경실肝經實을 나타내는 것입니다. 천유天牖는 편도의 상태를 나타냅니다. 음릉천陰陵泉의 압통은 현기증도 동반하고 있으면서 정신적 피로에 의한 심인성 골반울혈증도 유발하게 됩니다.

우선 치료를 하기 전에 환자 분에게 지금의 신체상태를 알기 쉽게 설명하였습니다. 이것은 환자에게 치료를 이해시키고 환자를 안심시키기 위함입니다. 실제 이것만으로도 절반은 치료된 것이나 다름없습니다. 그러고 난 뒤에 소견에 따라 치료해 나갔습니다. 네 번째 진료할 때에 맥은 현맥弦脈이 없어지고 긴맥緊脈이 되어 있었습니다. 컴퓨터 작업시간을 줄인 덕분에 눈의 피로가 사라지고 정신적 피로도 줄어들어 이러한 맥의 변화가 생겨난 것으로 생각됩니다.

맥이 이해가 간다는 것은 보이지 않던 것들이 보이게 되는 것이라고 해도 지나치지 않을 것입니다.

CASE 09 간신히 본원에 내원하였던 부인의 요배통 등을 동반한 전신권태감

• 여성, 56세, 양식업

이 환자와의 만남은 충격적이었습니다. 그때까지도 필자인 저는 기氣의 존재와 어혈의 병증을 물론 믿고는 있었지만 그녀의 치료를 통해 그 존재를 다시 확인할 수 있었고, 더욱 더 강렬한 인상을 받게 된 케이스였습니다.

그녀의 직업은 물고기 양식하는 일인데, 이 직업은 '살아 있는 것을 상대하는 것이기 때문에 쉴 수가 없습니다'라고 합니다. 몇 년 동안 요배견완腰背肩腕의 통증과 무력감으로 여러 곳에서 치료를 받았지만 증상은 제거되지 않았고, 전신의 권태감도 심하였습니다. 그래서 가족의 권유로 본원에 내원했던 것입니다.

【주소】 요배부 통증, 양쪽 어깨부터 상완까지의 통증, 전신의 무력감 · 권태감이 나타납니다.

【현병력】 2년 전부터 견갑골 내측에서 상완까지의 통증과 그 후로 왼손

가운뎃손가락과 약손가락(무명지)의 저림 및 오른쪽 가운뎃손가락에서 새끼손가락까지의 저림이 나타났다고 합니다. 양쪽 하지도 무력하고 좌골신경통도 있었습니다. 잠이 잘 안 온다고 하고, 또 밤이 되면 기침을 한다고 합니다. 두통도 있다고 하고, 48세에 폐경되었다고 합니다. 현재 갱년기장애 약(에스트로겐제제, 신경안정제, 자율신경조정제, 가미소요산加味逍遙散 등)을 복용중이라고 합니다. 여러 곳에서 치료를 받아왔지만 효과가 전혀 없었다고 합니다.

【소견】 맥은 약弱하고 단短하며 약간 긴緊합니다. 복부 전체가 단단해져 있었는데, 심상치 않은 단단함이었습니다. 중주中注, 기해氣海, 우측 천추天樞에 압통이 있습니다. 화혈火穴에는 압통이 없습니다. 약간의 두부 어혈도 있습니다. 생기가 없고 피로곤비한 상태입니다.

【처치】 ① 강심強心 처치, ② 편도 처치, ③ 복부·두부어혈 처치.

※ 맥이 약단맥弱短脈으로 뛰고 있을 때에는 가장 우선적으로 강심 처치를 시행하는 것이 철칙입니다.

【경과】

- 두 번째 진료(4일째): 신체에 힘이 많이 돌아왔고, 지금은 그다지 심하지는 않다고 합니다. 그렇지만 아직 양쪽 어깨부터 상완upper arm까지 통증이 있고 둔부 통증도 있습니다. 맥은 약간 약弱하고 단短합니다. 복부는 거의 연약하지 않고 압통도 거의 없습니다. 강심強心 처치, 편도 처치, 어혈 처치, 대맥帶脈 처치를 시행하였습니다. 좌측 백호魄戶와 좌측 고황膏肓에 피내침을 붙였습니다.
- 세 번째 진료(38일째): 바쁜 관계로 1개월 정도 지나서 내원하게 되었는데, 피로감도 남아 있고 식욕이 없다고 합니다. 어깨에서 상완까지 통증이 있습니다. 맥은 약弱하고 단短합니다. 복부에는 전체적으로 압

통이 있고, 좌측 중주中注와 화혈火穴과 천유天牖에도 압통이 있습니다. 강심强心 처치, 편도 처치, 어혈 처치, 자율신경조정 처치, 대맥帶脈 처치를 시행하였습니다.

- 네 번째 진료(42일째): 신체의 권태감은 매우 좋아졌고 식욕도 약간 생겼다고 합니다. 좌측 어깨에서 상완에 이르기까지 통증이 있다고 합니다. 맥은 침지沈遲(약단맥弱短脈에서 이 맥으로 변화)하였습니다. 우측 천추天樞와 좌측 중주中注에만 압통이 있습니다. 편도 처치, 부신 처치, 어혈 처치, 대맥帶脈 처치를 시행하였습니다.
- 다섯 번째 진료(56일째): 전체적으로 대부분 좋아졌고 잠도 잘 자게 되었다고 합니다. 네 번째 진료 이후로 신경안정제는 복용하지 않아도 잠을 잘 수 있게 되었다고 합니다. 우측 어깨 통증과 요통이 있다고 합니다. 맥은 침지沈遲하였습니다. 편도 처치, 부신 처치, 대맥帶脈 처치를 시행하였습니다. 그리고 경문京門, 좌측 백호魄戶, 좌측 고황膏肓에는 피내침을 붙였습니다.
- 여덟 번째 진료(105일째): 전체적으로 아주 많이 좋아졌다고 합니다. 약을 먹지 않아도 잠을 잘 수 있게 되었다고 하고, 어깨결림과 요통이 있다고 합니다. 맥은 침지沈遲하였습니다. 또 우측 천추天樞와 행간行間에 압통이 있는데, 다른 압통은 소실되었습니다. 편도 처치, 부신 처치, 폐실肺實 처치, 간경기수혈肝經氣水穴 처치, 대맥帶脈 처치를 시행하였습니다. 자신이 하는 양식업이 바쁘고 게다가 차로 3시간 걸릴 정도로 멀어 자주 내원하지는 못하였지만, 그 후에도 치료를 계속 받아 지금은 가족 전원이 내원하고 있습니다.

우선 맥상이 약단맥弱短脈인 것은 피로곤비, 전신권태, 허혈성심질환 상태임을 의미합니다. 왕숙화王叔和의 《맥경脈經》에서는 '매우 연약하고 침세沈細하여 그것을 누르면 손가락 아래에서 끊어지려고 한다'라고 하였는데, 거의 만져지지 않는 아주 약한 맥을 지칭하는 것입니다.

앞에서 설명하였듯이 이 맥이 나타나면 가장 우선적으로 강심强心 처치를 시행하지 않으면 다른 처치를 하더라도 효과가 적을 수밖에 없습니다(58페이지 참조).

이 환자의 배가 단단해졌던 것은 '기氣라고 하는 것이 그 성질상 발산發散과 응집凝集을 반복하게 된다면 '기체 → 액체 → 고체'가 되어간다고 할 수 있을 것이다'(야마다 게이지山田慶兒, 《중국의학은 어떻게 이루어졌는가?》)라는 말로 설명될 수 있다고 생각합니다. 이 환자는 경영자이기 때문에 극도로 신경을 쓸 수밖에 없는데, 이는 곧 기氣를 사용하고 있는 것이기 때문에 기氣가 울체되면서 혈류도 나빠지고 그것이 심해져 배가 덩어리지듯이 단단한 고체와 같이 된 것은 아닐까 생각해 봅니다.

그러나 이 덩어리는 1회의 처치로 해결되어 버렸습니다. 이것은 복부어혈 처치의 효과입니다. 이 처치를 시행하게 되면 어혈괴의 흐름이 좋아지고 기氣의 편중도 해결되어 가기 때문이라고 생각됩니다. 이를 통해 기氣와 혈血은 부즉불리不卽不離의 관계에 있다는 것도 잘 알 수 있습니다.

CASE 10 뜸을 지나치게 떠서 오히려 악화되었던 변형성 슬관절증

• 여성, 80세, 무직

이 환자는 약간 비통한 얼굴을 하면서 진찰실로 천천히 걸어 들어왔습니다. 그녀의 직업은 농가에서 야채를 키우고 그것을 가지고 다니면서 행상하는 것입니다. 상당히 무거운 것을 지고 멀리까지 매일 팔러 다녔다고 합니다.

이러한 일을 몇 십 년 하고 있기 때문에 O자형다리가 되었고 지금은 완전히 변형성 슬관절이 되어버렸습니다. 그 지역에서 환자들이 몇 명 왔었는데, 그들의 치료결과가 비교적 좋았었습니다. 이러한 일도 있고 해서, 그녀의 비통한 표정이 상당히 밝아질 수 있을 것 같다는 예감이 들었습니다.

【주소】 1년 남짓 이전부터 앓고 있는 슬통.

【현병력】 이제까지 무릎에서 물을 몇 번이나 뺐다고 합니다. 양쪽 내측 반월상연골판이 닳아 있는 O자형다리(내반변형=내반슬)를 하고 있었습니다. 모 침구원에서 뜸을 떴었는데, 슬개골 가득히 뜸 자국이 있었고 그 수는 20군데 이상이었습니다. 무릎 자체에 뜸자국이 몰려 있는 것은 아니었는데, 뜸 때문에 오히려 심해졌다고 합니다. 심해져 불편하게 걷는 모습을 본 아는 사람이 본원으로 가보라고 권유하여 내원하게 되었다고 합니다.

【소견】 맥은 약간 홍洪 합니다. 복증과 화혈진火穴診에서도 압통은 없었습니다. 슬관절은 완전한 O자형다리로 되어 있었고, 열과 붓기는 전혀 없었습니다. 슬관절의 내측과 외측에 압통이 있습니다. 대퇴사두근과 대퇴내전근 및 슬관절 주위의 인대가 위축되어 있었습니다. 반월상연골판이 상당히 닳아 있을 것이고 겨우 걷고 있는 느낌이었습니다.

【처치】 ① 편도 처치, ② 골반부 천골신경 총자침, ③ 슬관절 국소결합조직 활성화처치. ④ 좌우 슬6점(그림 3-1)에 뜸을 뜸(179페이지 참조). 자택에서도 뜸을 뜨도록 지도함. 곡천曲泉(내측측부인대의 강화), 슬방膝傍(외측측부인대와 장경인대의 강화)에 자침하고 작탁함.

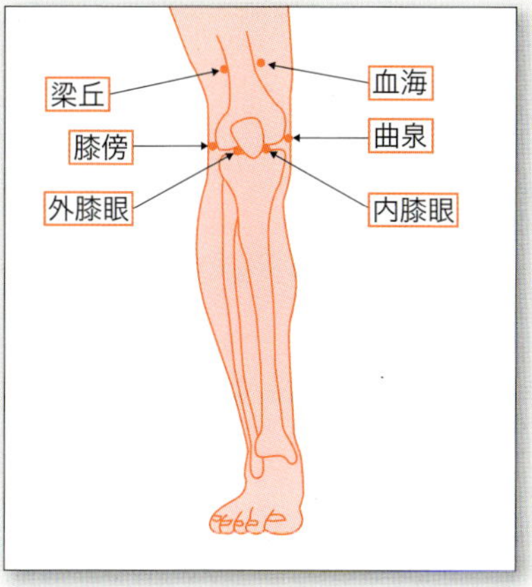

※ 슬방(膝傍)에 있는 기혈(奇穴)은 슬관절 횡문의 외측단에서 취혈합니다(曲泉穴의 정반대편).

[그림3-1] **슬6점**

【경과】

- 세 번째 진료(16일째): 자택에서 슬6점에 뜸을 떴다고 합니다. 걷는 것은 조금 좋아졌지만 아직 지팡이를 짚고 다닌다고 합니다.
- 네 번째 진료(28일째): 일어나는 것이 편해졌다고 합니다. 맥은 약간 홍洪합니다.
- 여섯 번째 진료(69일째): '매우 걷기 편해졌습니다. 주변 사람으로부터 빨리 걷는다는 말도 들었습니다'라고 하였습니다. 슬6점에 뜸뜨는 것을 계속하도록 하였습니다.
- 아홉 번째 진료(189일째): '밭일도 하기 시작하였습니다. 일반적인 생활에는 불편함이 없어졌습니다'라고 하였습니다. 이후로도 정기적으로 와서 뜸 위치의 확인과 치료를 받고 있습니다.

이 환자는 뜸의 과잉 자극 때문에 오히려 무릎이 나빠지게 된 케이스입니다. 뜸을 뜨는 것은 통증 부위에 뜨는 것이 좋은 게 아니라 적절한 포인트가 있습니다. 열과 붓기가 없는 장기적인 변형성 슬관절증에는 우선 슬4점(내슬안內膝眼, 외슬안外膝眼, 혈해血海, 양구梁丘)에 뜸을 떠야 합니다. 이 환자는 고령이고 대퇴사두근과 인대가 위축되어 있었기 때문에 곡천曲泉, 슬방膝傍도 추가하여 슬6점에 뜸을 뜨게 하였습니다.

한편 반월상연골판이 마모되었을 때, 정형외과에서는 하이루론산 관절내주사 등으로 치료하지만, 이것은 관절의 수복과 부드러움을 좋게 하는 것뿐이지 연골(반월상연골판)을 재생하는 것이 아닙니다(연골에는 혈관과 신경이 거의 없습니다). 그 때문에 하이루론산 주사가 효과 없을 때는 수술을 권유하는데, 나가노식 치료는 이러한 관점의 치료가 아닙니다(가치의 우열을 말하고자 하는 것은 아닙니다). 나가노식 치료는 슬관절 주변의 근육과 인대를 강화해 가는 것입니다. 그 때문에 슬4점 혹은 슬6점에 뜸을 뜨는 것입니다.

CASE 11 젊기 때문에 무리하여 생긴 난치병 후의 요배부통증

• 여성, 27세, 대학직원

음악대학의 성악과를 나와 전문적으로 공부를 하고 있었지만 갑자기 원인불명의 병으로 신체가 마음대로 움직이지 않아 부득이 고향으로 돌아오게 되었다고 합니다. 그러나 고향으로 돌아와서도 성악의 꿈을 버리지 못해 연습을 열심히 하고 있었는데, 갑자기 극심한 요배부腰背部 통증이 발생했던 것입니다.

【주소】 허리에서 견배부肩背部 전체에 걸쳐 통증이 있습니다.

【현병력】 1개월 전에 요통이 생긴 뒤에 등에서 어깨까지 통증이 넓게 퍼지게 되었다고 합니다. 장기간 합창을 해오고 있는데, 주 3회 정도의 연습을 하고 있다고 합니다. 현재 잠을 잘 못자고 수면제[렌돌민(브로티졸람)]와 해열진통제, 항우울제도 복용하고 있다고 합니다. 또한 알레르기 체질이기도 합니다.

【기왕력】 2년 전에 갑자기 우측 엉덩이부터 하지까지 마비가 생겼다고 합니다. 환자는 지방의 명문 음악대학을 나와 장래가 촉망받는 음악가로, 도쿄에서 레슨을 받고 있었던 차에 매우 안타깝게도 고향으로 돌아올 수밖에 없었습니다. 그러고 난 뒤에 치료에만 전념하였다고 합니다. 아직도 완벽하지는 않아 지금도 우측 하지의 말초신경의 마비와 지각과민이 있다고 합니다. 정신적인 침체기가 아직 계속되고 있어, 항우울제를 처방받아 지금까지 복용하고 있다고 합니다.

【수반증상】 기립성 현기증, 초조, 후두부의 무거움, 수족냉증, 생리통.

【소견】 혈허血虛와 이른바 냉증일 때 나타나는 맥이 잡힙니다. 우측 천추天樞와 천유天牖에 압통이 있습니다. 양쪽 흉쇄유돌근도 약간 긴장되어 있습니다. 당분과잉경향 체질(피부를 만지면 이 체질 특유의 손에 끈적끈적한 느낌이 있음)입니다. 나이에 비해 가라앉아 있긴 하지만 우울증으로 보이지는 않았습니다.

【처치】 ① 편도 처치, ② 골반허혈 처치, ③ 폐실肺實 처치, ④ 대맥帶脈 처치.

【경과】

- 두 번째 진료(4일째): 요배부의 통증은 가벼워졌고 보행 시의 통증도 완화되었습니다. 이전과 같은 처치를 시행하였습니다.
- 세 번째 진료(11일째): 요통은 소실되었지만 등 부위의 긴장은 아직 남

아 있습니다. 혈허血虛한 맥은 거의 잡히지 않습니다. 이하림프절submental lymph nodes에 감촉이 올강올강 느껴집니다.

- 네 번째 진료(16일 째): 허리와 등은 좋아졌지만 목과 어깨의 통증은 아직 남아 있다고 합니다. 맥은 혈허血虛의 증후는 없지만 약간 긴맥緊脈입니다. 우측 다리의 통증이 마음에 걸렸습니다. 요즘에도 정좌는 할 수가 없다고 합니다.
- 여덟 번째 진료(46일째): 규슈九州 합창대회 단체부분에서 우승을 하고 전국대회에 참가하게 되었다고 합니다. 맥은 혈허血虛의 증후가 다시 나타나고 있습니다. 상당히 피로한 것 같았습니다.
- 열 번째 진료(60일째): 목이 아프고 목과 어깨가 뭉칩니다. 최근 연습이 힘들다고 하면서도 합창단 세 군데에 참여하고 있다고 합니다. '단체 연습이 계속되니 몸이 힘듭니다'라고 호소합니다.
- 열세 번째 진료(81일째): 요통은 대부분 좋아졌고 다리도 가벼워지게 되었으며 정좌도 할 수 있게 되었습니다. 편도 처치, 골반허혈 처치, 대맥帶脈 처치를 시행하였습니다.

바빠졌기 때문에 치료간격이 약간 늘어지게 되었지만, 그 후로도 건강관리 차원에서 치료를 계속 받고 있습니다. 이전과 비교하여 표정도 매우 밝아졌습니다.

이 환자는 젊기 때문에 효과가 빠르게 나타난 케이스입니다. 환자 분이 지금까지 침을 맞은 경험이 없었기 때문에, 납득이 가도록 증상과 처치를 알기 쉽게 설명하는 것을 빼놓지 않았습니다. 환자가 실제로 치료를 계속하는 중에 치료효과를 실감했기 때문에 스스로 치료에 대해 자연스레 신뢰하게 된 것입니다.

그녀의 증은 무엇일까 생각했을 때, 역시 혈허血虛가 우선 걸립니다. 자각증으로도 냉증을 호소하고 있었습니다. 그리고 편도의 진단 포인트인 천유天牖와 우측 천추天樞의 압통 및 이하림프절에 감촉이 올강올강하게 느껴지는 것도 이것을 뒷받침해 주고 있습니다. 그녀의 요배부 통증의 배후는 치유를 방해하고 있는 냉증과 편도에 있다고 할 수 있습니다.

이와 같은 경우, 눈앞의 증상에만 대응하는 대증요법으로는 어쩐지 불안한 것이 사실입니다. 나가노식 치료는 치료를 저해(이 경우 냉증과 편도)하고 있는 요인을 파악하여 그것에 대한 해결방법을 마련해 가는 것이라고 할 수 있습니다.

CASE 12 오랜 기간의 합창연습에 의한 장골서혜신경통

• 여성, 64세, 주부

이 환자도 합창으로 인해 빌생된 통증입니다. 수술이 싫어 큰맘 먹고 본원으로 내원한 환자입니다. 침치료를 받은 적이 없어 반신반의하는 듯합니다.

【주소】 6개월 전부터 우측 서혜부鼠蹊部에서 우측 대퇴부와 하퇴부에 이르기까지 통증이 있습니다.

【현병력】 합창단을 20년 이상 하고 있고 세 군데 합창단을 겸하고 있습니다. 이 때문에 연습시간이 길고 게다가 연습하는 동안에는 계속 선 채로 하고 있습니다. 6개월 전부터 앞에서 호소한 증상이 나타나게 되었습니다. 2~3년 전에 요통을 앓았던 적이 있습니다. 이번 X-ray 검사

에서는 특별한 이상은 없었지만 치료가 잘되지 않았기 때문에 의사로부터 '조만간 수술해야 할지도 모르겠습니다'라는 말을 들었다고 합니다. 수술을 꺼리던 차에 지인에게 추천을 받아 내원하였습니다. 약은 복용하고 있지 않고, 잠잘 때에 우측 다리를 펴지 못한다고 합니다.

【수반증상】 족랭, 두통, 이명.

【소견】 맥은 약간 긴맥緊脈이고, 중주中注, 우측 천추天樞, 음릉천陰陵泉에 압통이 있습니다. 흉쇄유돌근의 긴장도 있고, 서혜부의 압통도 있습니다.

【처치】 ① 복부어혈 처치, ② 하수 처치, ③ 편도 처치, ④ 근긴장 완화처치, ⑤ 대맥帶脈 처치.

【경과】

- 두 번째 진료(6일째): 첫 번째 치료를 받고 난 뒤에도 여전히 통증이 있다고 합니다. 우측 대퇴부에는 냉증이 심하다고 합니다. 그래서 삼음교三陰交, 내관內關, 중봉中封에 뜸을 뜨고, 집에서도 뜸을 뜨도록 지시하였습니다.
- 세 번째 진료(23일째): 지난밤부터 다리를 펴고 잠을 잘 수 있게 되었다고 합니다. 치료간격에 약간 격차가 있었지만 호전되었기 때문에 다시 내원할 마음이 생겼던 것 같습니다. 연습은 주 1회 3시간 정도로 줄였다고 합니다.
- 네 번째 진료(26일째): 어느 정도 좋아지고 있고 이젠 다리를 충분히 펼 수 있게 되었다고 합니다. 맥은 약간 긴緊합니다. 이전의 치료와 마찬가지 처치를 시행하였습니다.
- 여섯 번째 진료(40일째): 이번 한 주는 좋았고 통증도 거의 없었으며 통증은 70% 정도 감소된 느낌이라고 합니다. 그래서 부엌일을 할 수 있게 되었답니다. 편도 처치, 하수 처치, 대맥帶脈 처치를 시행하였습니다.

- 일곱 번째 진료(48일째): 고관절이 경직되어 불편한 느낌이 이전에는 있었지만 지금은 없다고 합니다.
- 여덟 번째 진료(54일째): 통증이 일부분에 한정되어 나타난다고 합니다. '지금은 우측 엉덩이 부위와 우측 허리만 아프고, 전체 통증은 80% 정도 감소되었습니다'라고 하였습니다.
- 열 번째 진료(75일째): 컨디션도 매우 좋다고 하며, '주 1회 있는 합창연습이 즐겁고, 통증은 거의 소실되었습니다'라고 하였습니다.

오랜 기간의 합창으로 오래 서 있는 시간이 늘어남에 따라 나타난 신경통으로 생각할 수 있는 것이 바로 장골서혜신경통ilio-inguinal neuralgia입니다. 서 있는 시간이 오래되면 복압이 약해지게 되고 내장하수를 유발하는 경우도 있는데, 그 반응점이 서혜부입니다. 좌골신경통도 많지만 의외로 여성들의 신경통으로 간과되고 있는 것이 바로 이 신경통입니다.

또한 합창연습이라는 긴장상태가 장시간 심하게 지속되면 흉쇄유돌근의 긴장으로도 이어지고, 게다가 냉함으로 인해 혈류가 나빠지며 어혈노 나타나게 됩니다. 우측에 증상이 나타나는 것은 아마 무의식중에 우측에 중심이 실려 있었기 때문일지도 모르겠습니다.

치유로 이어지는 방법은 바로 이러한 저해요인을 확실히 제거하는 것입니다. 이러한 치료를 통해 6개월간 괴롭혔던 통증이 2개월 반이라는 단기간에 치료된 것입니다. 진찰소견을 통해 어떠한 처치를 시행하면 좋을까라는 문제에 대해서는 항상 환자의 신체가 알려주고 있습니다.

4

분야별 각 질환의 처치

Nagano-Method
Acupuncture Treatment

나가노식 치료는 진단소견에 따라 처치를 시행하는 것이 대원칙입니다. 이 챕터에서 소견 이외의 처치에 대해 언급하는 데에는 몇 가지 이유가 있습니다.

첫째, 초심자들을 위함입니다. 아직 경험이 부족하여 진단소견을 잡아나가는 것에 자신이 없는 치료가라도 개별 처치로 활용할 수 있게끔 하였습니다. 둘째, 베테랑 치료가들을 위함입니다. 그들에게도 치료의 선택지를 증가시키고 진단소견에 추가하여 사용할 수 있는 처치의 선택 폭을 넓힐 수 있도록 임상적으로 설명하였습니다.

이 챕터의 구성은 '운동기 · 류마티스과' '신경내과' '심료내과(심신의학)' '순환기과' '호흡기과' '소화기과' '대사 · 내분비과' '비뇨기과' '부인과' '이비인후과' '피부과'의 11분야인데, 나가노식 치료의 특효 질환에 대해 언급하려고 합니다.

개별 처치를 할 때에는 작탁법과 유침을 주로 사용하게 되는데(자침방법의 기재가 없는 경우에 기본적으로는 작탁법을 사용), 완고한 증상과 만성화된 증상에서는 유침을 오랫동안 시행하는 경우도 있습니다.

이러한 개별 처치가 모두 정답이라는 의미는 아닙니다. 하나의 지표로서 활용하면 좋으리라 생각합니다.

01

운동기·류마티스과

오십견

개요

오십견은 견관절 주변에 있는 조직의 변화와 염증 등에 의해 통증이 나타납니다. 견관절 주위의 극상근, 극하근, 견갑하근, 소원근이 회전근개 rotator cuff를 구성하고 상완골humerus의 대결절greater tubercle에 부착되어 있습니다. 나이가 들면서 이 회전근개에 염증이 발생되기 쉽고, 그로 인해 통증과 운동제한이 발생하게 됩니다.

임상포인트

- 흉쇄유돌근의 긴장을 반드시 진단하는 것이 중요합니다. 긴장이 있으면 구허丘墟, 상사독上四瀆의 근긴장 완화처치를 시행하게 됩니다.
- 다음의 장애에는 해당 근육의 결합조직 활성화처치가 필요합니다.

오십견의 외전장애外轉障碍: 삼각근, 극상근(주로 기시부, 이하 동일).

내전장애內轉障碍: 대원근, 소원근, 광배근.

굴곡장애屈曲障碍: 삼각근.

신전장애伸展障碍: 삼각근, 대원근, 광배근.

외선장애外旋障碍: 극하근, 소원근.

내선장애內旋障碍: 견갑하근, 대원근, 광배근.

- 오십견이 아닌 회전근개파열, 석회성건염calcific tendinitis은 침구치료가 부적합합니다.

처치

편도 처치, 척추기립근 긴장완화처치, 근긴장 완화처치, 횡V자추간자침(C4~T1), 대맥帶脈 처치, 결합조직 활성화처치.

특히 요측수근신근군橈側手根伸筋群의 기시부와 극하근 및 삼각근의 기시부의 근육긴장을 제거해야 합니다.

편타증후군

개요

자동차 추돌을 당한 경우, 목은 후방으로 꺾이고過伸展, 다음은 그 반동으로 목이 전방으로 젖혀져 과굴곡過屈曲 상태가 됩니다. 이를 편타증후군whiplash syndrome이라 합니다.

전방에 있는 자동차에 의한 충돌은 이것과 반대가 됩니다. 모두 다 경추관절이 손상을 받습니다. 이 손상의 정도 차이에 따라 염좌형, 신경근형, 척수형으로 구분할 수 있습니다. 침구치료의 적응증은 염좌형과 신경근형입니다.

임상포인트

- 해계혈解溪穴과 내음혈內陰穴(경외기혈)에 자침하면 효과가 있습니다. 내음혈內陰穴은 평전씨십이반응대平田氏十二反應帶의 소장구小腸區에 해당됩니다. 그리고 삼초경三焦經의 중저中渚도 효과가 있는데, 이것도 소장구小腸區에 해당됩니다. 해계혈解溪穴은 반응대反應帶로는 간구肝區가 해당됩니다.

처치

어혈 처치(반응이 있으면 두부어혈 처치도 병행), 자율신경조정 처치, 양보陽輔·외관外關, 대맥帶脈 처치(3장 증례7: 157페이지 참조).

테니스엘보(외측상과염)

개요

상완골외측상과염의 통칭으로, 테니스를 좋아하는 사람이 아니더라도 중년 여성에게 자주 나타나는 질환입니다. 외측상과 건부착부의 염증입니다.

임상포인트

- 팔꿈치의 굴곡에는 상완골 외측에 있는 상완이두근이 주로 작용합니다. 팔꿈치의 신전은 상완삼두근입니다.
  상완삼두근과 관련된 대원근, 소원근라고 하는 근육이 위치하는 견갑골 외하방外下方에 결합조직의 경화가 있으면 이것을 완화해 가는 것이 중요합니다.

처치

횡V자추간자침(C5~7), 어혈 처치, 결합조직 활성화처치(상완이두근과 상완삼두근의 부착부).

변형성 슬관절염

개요

슬관절을 구성하는 대퇴골, 경골, 슬개골의 뼈와 연골에 만성적인 퇴행성변화와 골극이 형성되고 슬관절에 염증이 생기는 질환입니다.

임상포인트

- 무릎에 물이 많이 차 있을 때에는 우선은 병원에서 물을 뽑아버리고, 그 후에는 될 수 있는 대로 뜸을 뜨는 편이 좋은데, 슬4점이나 슬6점에 뜸을 뜹니다. 이렇게 하게 되면 물이 잘 차지 않게 됩니다. 이는 관절활막에 있는 혈관이 담당하는 수분의 분비와 흡수의 밸런스가 회복되기 때문이라고 생각됩니다.
- 무릎에 열과 붓기가 있을 때: 위기胃氣3점 처치와 상구商丘 및 음릉천陰陵泉에 자침하고 뜸을 합니다.
- 무릎에 열과 붓기가 없을 때: 슬4점(혈해血海, 양구梁丘, 내슬안內膝眼, 외슬안外膝眼)이나 슬6점(곡천曲泉, 슬방膝傍을 추가)에 자침하고 뜸을 합니다.
- 슬관절에 작용하는 근육의 대부분은 골반에서 시작하게 됩니다. 대퇴사두근의 기시부는 장골극과 관골구acetabulum이며, 대퇴이두근의 기시부는 좌골결절입니다. 전자는 대퇴신경(요신경총)의 지배를 받고, 후자는 좌골신경(천골신경총)의 지배를 받습니다. 이 때문에 골반부의 자침과 L2~L4의 횡V자추간자침도 필요합니다.

처치

편도 처치, 근긴장 완화처치, 요신경총·천골신경총 자침, 대맥帶脈 처치, 무릎에 시구施灸(3장 증례10: 165페이지 참조).

요통

개요

허리부위의 뼈와 근육, 결합조직, 근막의 침해수용기가 자극을 받아 생기는 통증이라고 보는데, 최근에는 그 원인으로 심인성이나 비침해수용성인 경우가 많다는 것이 알려지게 되었고, 종래의 특이적 요통보다는 비특이적 요통이 주된 유형으로 되어가고 있습니다.

임상포인트

- 요추의 변형·분리·전방전위, 천장관절 등의 압통, 요장늑근iliocostalis lumborum의 경화를 진찰해 봅니다.
- 급성 요통은 정도에 따라 요추·요부제근腰部諸筋의 염좌, 등근육·인대와 추간관절의 손상, 근육의 찢어짐筋肉斷裂일 가능성이 있는데, 근육의 단열은 침구의 부적응증에 속합니다.
- 앞으로 굽혔을 때, 통증이 심하거나 하지의 저림이 있고 라세그테스트Laseque's test가 양성인 경우는 추간판헤르니아(추간판탈출증)로 의심할 수 있습니다.
- 앞으로 굽힐 때보다도 뒤로 젖힐 때 아픈 경우는 요추분리증이나 요추전방전위증, 추간관절증과 같은 질환을 의심할 수 있습니다.
- 만성의 지속성 요통은 가정환경과 직장환경 등이 복잡하게 얽혀서 발생하는 경우도 있습니다.

- 대체로 저혈압이면서 어깨와 허리의 근육이 전반적으로 단단하게 굳어 있고 성격이 신경질적인 사람의 요통은 치료하기 힘들기 때문에 주의해야 합니다.

처치

근긴장 완화처치, 결합조직 활성화처치, 혈관운동신경 활성화처치, 혈당치조정 처치(2장 Q&A95: 124페이지, 204페이지 참조), 대맥帶脈 처치(3장 증례11: 170페이지 참조).

관절류마티스

개요

자가면역 질환으로 전신 관절에서 발생되는 만성·염증성 질환입니다. 여성에게 다발하고, 관절의 경직, 자발통·운동통과 부종이 나타나는데, 계속 진행되면 관절의 변형이나 강직을 초래하게 됩니다.

임상포인트

- 관절류마티스의 맥은 홍맥洪脈을 띠고 있는 경우가 많습니다(특히 좌촌구左寸口). 이런 맥을 띠지 않는 관절통은 류마티스가 아닐 가능성도 있습니다.
- 부신 처치는 홍맥洪脈(심실心實)에 대해 길항작용이 있는 신경腎經을 사용하는 것으로 이것을 억제하는 것입니다.
- 관절류마티스 타입은 다음의 세 가지로 분류할 수 있습니다.

1. 다주기형: 관해寬解와 악화를 반복하면서 서서히 진행되는 타입으로, 전체의 약 70%를 차지한다고 알려져 있습니다.

② 단주기형: 발병 후 관절염이 잠시 나타나기는 하지만 6개월에서 1년 정도가 되면 증상이 가벼워지는데, 관절의 파괴는 거의 일어나지 않습니다.

③ 급성진행형: 이것은 발병 후 급속하게 염증이 진행되어 1년이 채 되기도 전에 관절의 변형과 강직이 나타납니다. 소위 악성류마티스로, 전체의 0.1~1% 정도를 차지한다고 알려져 있습니다.

침구의 적응증은 ①번과 ②번 타입입니다.

처치

조해照海(부류復溜 · 유부兪府), 관원關元, 소장수小腸兪, 양릉천陽陵泉, 구허丘墟 · 상사독上四瀆, 편도 처치, 대맥帶脈 처치(3장 증례4: 148페이지 참조).

02

신경내과

두통

개요

뇌는 신경조직의 덩어리이지만 통증을 느끼는 센서가 뇌실질에는 없습니다. 통증을 느끼는 것은 두개골 속의 혈관과 뇌를 둘러싸고 있는 수막, 그리고 두개골의 외측피부, 근육, 근막, 머리를 둘러싼 혈관 등입니다. 이것들의 통증을 두통으로 느끼는 것뿐입니다.

임상포인트

- 위험한 두통의 감별: 두통이 갑자기 나타나고 지금까지 경험하지 못한 통증을 느끼게 되거나, 특히 50세 이상이 되어 처음 나타나는 극심한 통증을 느끼게 되거나, 두통 이외의 증상으로 손발의 저림과 무력감, 마비, 휘청거림, 구토, 항부강직項部硬直, 시력장애, 대화장애와 기억장애 등이 있으면 주의해야 합니다. 전문의의 진찰을 받는 편이 좋

을 것입니다.

- 두통 중에서 가장 많은 것은 긴장형 두통으로 후경근, 측두근, 승모근 등의 뭉침과 경직이 자율신경과 지각신경의 통증 신호로 나타나게 되는데, 그것이 두통이 됩니다.
- 통증의 악순환은 다음과 같습니다.
  피로에 의한 뭉침과 긴장 → 교감신경긴장 → 혈관수축으로 혈류장애 → 근육의 산소결핍상태 → 젖산 lactic acid 등의 노폐물과 통증물질의 증가 → 뭉침과 긴장
- 두통의 유발요인이 되는 것은 스트레스와 수면부족, 부적합한 생활습관, 직장환경, 기온차 등이 있기 때문에 문진問診할 때에 주의 깊고 신중하게 해나갈 필요가 있습니다.

처치

자율신경조정 처치, 두정부 혈류촉진, 추골뇌저동맥 촉진처치, 요수腰兪, 상료上髎·차료次髎, 세 번째 족저리횡문足底裏橫紋, 기해氣海.

좌골신경통

개요

좌골신경은 신체에서 가장 긴 말초신경입니다. 좌골신경의 하부는 비골신경과 경골신경으로 나뉘고, 대퇴부 뒤쪽 면부터 족부까지 넓은 범위에서 분포합니다. 좌골신경통은 좌골신경의 장애에 의해 생기는 통증입니다. 분류해서 말하면, 비침해수용성의 신경장애성 통증에 속하게 됩니다.

임상포인트

- 추간관절의 협소를 진찰해야 합니다. 좌골신경통은 L4, L5 레벨 아래에서 생깁니다.
- 라세그 테스트Laseque's test로 좌골신경의 신전압박자극을 진찰합니다.
- 좌골신경통의 배경에 만성편도염과 복부어혈이 관여하고 있는 경우가 있습니다. 따라서 이러한 일차적인 질환들과 좌골신경통을 병행하여 치료하지 않으면 치료되지 않는 경우도 생기게 됩니다.

처치

편도 처치, 어혈 처치, 척추기립근 긴장완화처치, 좌골 처치, 환측의 천골신경총, 둔부압통점, 승부承扶·은문殷門·위중委中·비양飛揚·곤륜崑崙.

늑간신경통

개요

늑간신경은 흉수胸髓에서 시작하여 가슴과 배에 분포하는 말초신경으로 12쌍이 있습니다. 상부는 7쌍으로 흉골로 향하여 뻗어가고, 하부의 5쌍은 전하방前下方으로 뻗어갑니다. 이 늑간신경이 아픈 것을 늑간신경통이라고 합니다.

임상포인트

- 흉복부에 부정기적이면서 지속적으로 국소부위에 통증이 있는 경우는 늑간신경통을 의심할 수 있습니다.
- 늑간신경통은 원발성과 속발성으로 구분됩니다. 원발성은 세 곳의 특이적인 압통점(늑간신경통의 특이적 압통점)을 가지고 있습니다. 척

추의 옆後皮枝, 겨드랑이 아래부위外側皮枝, 흉골측 또는 복직근 주변前皮枝의 세 곳입니다. 이러한 압통점은 피신경이 출현하는 장소에 해당합니다.

속발성은 늑골·척추질환이나 암 등에 의한 신경장애, 대동맥류의 압박, 척수종창脊髓腫脹 등의 압박과 유착 등에 의해 발생합니다.

처치

척추기립근 긴장완화처치, 횡V자추간자침(이상이 생긴 신경의 추골을 말함), 문제가 생긴 늑간신경의 전피지·외측피지·후피지에 피내침 고정.

장골서혜신경통

개요

장골서혜신경ilio-inguinal nerve은 L1에서 나와 요추의 전하방前下方을 지나 복벽에서 서혜관inguinal canal을 통과한 뒤에 서혜부와 외음부에 분포하게 됩니다. 장골서혜신경통은 과도한 복근의 부담에 의해 이 신경에 장애가 일어나고 이 신경을 따라 통증이 나타나는 증상을 말합니다.

임상포인트

- 환측 척중尺中의 맥이 침沈하여 있습니다. 이른바 전부후침前浮後沈이나 척락尺落을 나타내고 있는 경우가 있습니다. 이런 경우는 내장하수가 있다는 것을 의미합니다.
- 이 질환은 갱년기 이후의 여성 중에 하복부를 수술했던 사람, 다산을 한 사람, 내장하수內臟下垂 체형인 사람에게 발병하기 쉬운 특징이 있습니다. 결국 복근이 약한 사람에게 많이 발병하는 듯합니다.

- 환측의 서혜부와 기호혈氣戶穴에 압통이 나타나기 쉽습니다.

처치

지맥遲脈의 경우에는 환측의 경문京門, 생변生邊, 대장수大腸兪, 기호氣戶, 천유天牖에 작탁자침합니다. 피내침은 경문京門과 기호氣戶에 붙입니다.

삭맥數脈의 경우에는 환측의 부류復溜, 족삼리足三里, 복토伏兎, 풍시風市, 극문郄門, 기호氣戶(3장 증례12: 171페이지 참조).

수근관증후군

개요

정중신경이 수관절의 손바닥 쪽에서 수근골carpal bone과 횡수근인대transverse carpal ligament로 이루어진 터널(수근관) 속에서 교액絞扼(포착)되기 때문에 발생되는 정중신경의 장애입니다. 여성에게 많이 나타나고 폐경 전후의 여성에게 잘 나타납니다. 교액성 장애(포착성 장애)의 대표적인 질환입니다.

임상포인트

- 수근관증후군carpal tunnel syndrome은 인대 등으로 이루어진 수근관carpal tunnel 속에서 정중신경이 교액되어 있는 것을 말합니다. 결국 결합조직의 경화로 인해 횡수근인대가 가진 수복작용이 저해되면서 통증이 발생하는 것입니다.
- 수근관증후군은 말초신경장애의 신경병증neuropathy에 해당하고 단발성 단신경염에 포함되기 때문에 침구치료로 충분히 대응이 가능합니다.

- 제1지~제4지의 손끝 저림과 수지의 통증이 주된 증상으로 나타나는 이 질환은 X-ray나 CT에서는 나타나지 않습니다.

처치

편도 처치, 환측 C4~C6의 횡V자추간자침, 환측의 양보陽輔·외관外關, 척추기립근 긴장완화처치.

안면신경마비

개요

안면의 운동신경마비로 인해 편측에 증상이 나타나는데, 얼굴 반쪽의 근육이 움직이지 않게 됩니다. 눈이 감기지 않고 물이 입꼬리에서 새어 나오는 기능장애가 발생하게 됩니다.

임상포인트

- 돌발성 말초성 안면신경마비(벨마비)는 비교적 치료가 잘됩니다.
- 안면신경의 마비자극점과 횡V자추간자침이 대단히 효과가 좋습니다.

처치

편도 처치, C7·T1·T2의 횡V자추간자침, 구허丘墟·상사독上四瀆, 안면신경의 마비자극점(찬죽攢竹, 미중眉中, 사죽공絲竹空, 동자료瞳子髎, 영향迎香, 하관下關, 지창地倉, 협거頰車 등), 환측의 해계解溪와 양계陽溪는 뜸을 뜨는 것도 가능합니다. 그러나 안면신경의 마비자극점에 뜸을 뜨는 것은 금기입니다.

03

심료내과(심신의학)

우울증

개요

우울증이라고 하더라도 몇 가지의 타입이 있습니다. 보통 주우울증 major depression, 단극성장애unipolar disorder라고도 불리고 있습니다. 이 병은 뇌 속의 세로토닌, 노르아드레날린이라는 신경전달물질의 감소로 발생된다고 알려져 있지만 아직 완전히 밝혀진 상태는 아닙니다.

우울증의 기본적 증상은 우울한 기분(우울함, 관심의 상실감 등), 비관적인 사고장애(생각이 나아가지 않고 정리되지 않으며 자기 자신과 장래에 대한 비관적인 사고방식), 의욕과 행동장애(귀찮음, 집중력의 저하), 신체증상(전신권태, 불면, 현기증, 두통, 갈증, 구토, 수족저림·마비, 대변이상 등)입니다.

임상포인트

- 비교적 우울증에 걸리기 쉬운 성격은 고지식하고 꼼꼼하며 철저한

성격으로 매사 완벽주의 성격이라고 할 수 있습니다. 그러나 한편으로는 다른 사람에게 신경 쓰는 면도 있으면서 멜랑콜리melancholy 친화형 성격이라고도 말할 수 있습니다.

- 우울증 약인 선택적 세로토닌 재흡수 억제제SSRI는 부작용이 적기 때문에 급속도로 보급되었습니다. 그러나 그 때문에 다제대량多劑大量으로 처방되어 오히려 병이 만성화되어 버렸습니다. 의사와 연계하여 시간을 두고 약을 줄여가는 것이 중요합니다.

처치

조해照海(부류復溜)·유부兪府·척택尺澤에 15~20분 정도 유침하고, 외네이블4점에는 보침합니다. 지간혈趾間穴과 족저리횡문足底裏橫紋 중앙에 단자單刺를 시행합니다. C7·T1·T2의 횡V자추간자침을 하고, 피내침은 외네이블4점과 C7·T1·T2에 고정합니다(3장 증례2: 141페이지 참조).

강박신경증(강박성장애)

개요

신경증은 정신적인 것이 원인으로, 증상도 마음에서 발현합니다. 이 병은 사회부적응을 느끼는 사람에게 많이 나타나는 것 같습니다. 강박신경증은 문단속을 했는지 가스밸브를 잠갔는지를 몇 번씩이나 확인하는 등, 자신도 불합리하다고 생각하면서도 반복해서 하는 것인데 스스로 컨트롤할 수 없고 사회생활에도 지장을 주는 병입니다.

임상포인트

- 이 병은 카운슬링을 필요로 합니다. 지금의 불안을 불안 그대로 받아

들이고(수용), 일상생활부터 조금씩 교정하는 것(실천)을 통해, '속박'으로부터의 해방을 도모해 가는 것입니다(강박관념의 회로를 붕괴시켜 가는 것입니다).

- 우울증을 앓는 사람은 자신을 책망하는 경향이 있지만, 신경증 특히 강박신경증을 앓는 사람은 다른 사람을 책망하는 경우가 많은 듯합니다.
- 신경증도 뇌 속의 신경전달물질인 세로토닌 등의 분비 부족이라고 볼 수 있기 때문에 앞에서 설명한 우울증 처치를 따라 시행하게 됩니다.

처치

편도 처치, 부신 처치, 자율신경조정 처치, C7·T1·T2의 횡V자추간자침(3장 증례3: 144페이지 참조).

심신증

개요

정신적인 요인 때문에 신체에 증상이 나타나는 것이 심신증心身症입니다. 심신증에는 과민성장증후군, 과환기증후군(과다호흡증후군), 위·십이지장궤양, 기관지천식, 심장신경증 등을 들 수가 있습니다. 사회적응으로는 과잉적응에 속하게 됩니다.

임상포인트

- 심신증의 경우, 침구치료에 대한 신체의 반응이 빠르다는 특징이 있습니다. 예를 들면 복부의 압통과 화혈火穴반응은 빠른 단계에서 제

거됩니다.

- 심신증은 정신증상보다도 신체증상의 비중이 큰 편입니다.

처치

편도 처치, 자율신경조정 처치, 어혈 처치(3장 증례1: 138페이지 참조).

04

순환기과

고혈압증

개요

심장의 펌프로 내보내졌던 혈액이 혈관벽에 부딪히는 그 압력이 지속적으로 정상범위를 초과하여 높은 상태를 고혈압이라고 합니다. 수축기 혈압이 140mmHg 이상이거나 또는 확장기 혈압이 90mmHg 이상에 해당됩니다(연령과 다른 질환의 유무에 따라 기준은 변합니다).

임상포인트

- 고령자는 나이가 들어감에 따라 신경의 기능과 신장의 혈압조정기능 등이 저하되어 갑니다. 그 때문에 심박동에 부담이 생겨 수축기 혈압이 높아지고 확장기 혈압이 낮아지게 됩니다(대동맥의 탄성이 떨어지면서 동맥경화가 진행됩니다). 따라서 고령자에게는 수축기 고혈압이 잘 나타날 수 있습니다.

- 고혈압을 낮추는 처치는 조해照海나 부류復溜, 유부兪府에 유침하는 것입니다. 혈관이 확장되고 효과가 나타납니다. 이는 부신 처치가 자율신경의 밸런스를 맞추기 때문에 혈관의 평활근에 분포되어 있는 혈관운동신경이 조절되는 것입니다.

처치

삭맥數脈은 조해照海(부류復溜), 유부兪府, 외관外關, 중봉中封, 지양至陽에 작탁하거나 유침합니다.

지맥遲脈은 경문京門, 신수腎兪, 지양至陽, 격수膈兪, 대추大椎, 천유天牖, 가운뎃발가락 족저리횡문足底裏橫紋(삭맥數脈일 경우에도 사용)에 작탁하거나 유침합니다.

협심증

개요

협심증은 심장에 영양을 공급하는 관상동맥에 협착이 생기고, 심근myocardium에 충분한 혈액을 보낼 수 없는 것을 말합니다. 그것에 의해 심근이 일시적으로 산소결핍이나 영양부족 상태가 되어 흉통이나 흉부 압박감 · 위화감 등의 흉부증상이 나타나게 됩니다.

임상포인트

- 협심증일때 나타나기 쉬운 압통점은 흉골중앙부 좌측, 좌측 심수心兪, 좌측 신당神堂, 좌측 천종天宗 등입니다.
- 중주中注, 대거大巨와 좌측 천추天樞에도 압통이 출현하기 쉽습니다. 어혈과 간문맥울혈 등의 복부 혈액순환의 삽체澁滯는 심장에 큰 부담을

줍니다.

- 폐순환도 중요하여 심장의 혈류를 촉진합니다. 결국 혈중 산소농도를 높이는 결과로 이어져 심장의 작용을 활성화시킵니다. 이때 사용하는 처치혈이 고황膏肓, 열결列缺, 공최孔最입니다.

처치

편도 처치, 간문맥울혈 처치, 어혈 처치, 좌측 천종天宗4점(천종의 좌우상하 4점. 심실心實이 있는 경우), 열결列缺.

부정맥

개요

부정맥은 이떤 원인으로 인해 보통 때(맥박이 60~70번/분당)보다 맥이 빨리 뛰거나 천천히 뛰거나 불규칙적으로 뛰는 경우를 말합니다.

임상포인트

- 부정맥은 우측 심방에 있는 동방결절SA node과 전도로 같은 전기계통의 어딘가에 고장이 생겨 발생하는 것입니다.
- 결맥結脈은 비교적 천천히 결체結滯되는 맥으로 심기心氣 부족을 나타내고 있지만 걱정하지 않아도 되는 기외수축extrasystole을 의미하는 것입니다.
- 촉맥促脈은 빠르고 불규칙하며 여기저기 흩어져서 뛰는 맥을 말하는데, 심방세동Atrial Fibrillation에서 자주 나타납니다.
- 심방세동이 있는 사람은 심장에 대해 지나치게 의식하기 때문에 불안감이 강하고 자율신경실조증에 빠지기 쉬운 경향이 있습니다. 따

라서 교감신경의 과긴장을 억제하는 조해照海(부류復溜)와 유부兪府에 대한 처치, 즉 부신 처치를 하게 되면 증상이 서서히 좋아지게 됩니다.

처치

편도 처치, 부신 처치, 어혈 처치, 간문맥울혈 처치, 좌측 천종天宗4점(심실心實이 있는 경우).

05

호흡기과

감기증후군

개요

감기증후군은 감기의 정식 병명으로 주로 코·목의 분비물을 동반한 점막의 염증을 말합니다. 이 병의 원인은 대부분 바이러스(대략 400가지)인데, 종류가 워낙 많아 모든 바이러스를 억제하는 약은 현재 없습니다. 그 때문에 현대의학에서는 대증요법적인 치료를 하고 있습니다. 항생물질도 감기증상에는 직접적인 효과가 없습니다. 또한 2차 감염을 방지할 수도 없습니다.

임상포인트

- 감기 초기는 부맥浮脈이 나타나는 경우가 많습니다. 맥차진脈差診에서는 소장실小腸實·대장실大腸實에서 폐실肺實로 변화되어 갑니다. 발열이 있으면 당연히 삭맥數脈이 나타날 것이고, 증상이 오래 끌게 되면

지맥遲脈을 나타내는 경우가 있습니다.

- 압통은 천유天牖에 반드시 나타납니다. 우측 천추天樞와 어제魚際의 압통도 비교적 잘 나타나는 편입니다.
- 감기일 때는 신경腎經을 자주 사용합니다. 이때에는 비교적 신허腎虛를 나타내게 되는데, 신체의 저항력을 강화하기 위해 사용합니다. 편도7점에도 신경腎經을 사용하고 있습니다.
- 편도는 면역기관이면서 감염기관이기도 한 이면성을 가지고 있습니다. 보통은 편도의 면역능력이 강하기 때문에 바이러스와 세균 등에 노출되어 있더라도(구개편도palatine tonsil는 면역기관 중에 유일하게 외부로 드러나 있음), 그것들과 싸우면서 제거하므로 감염은 일어나지 않습니다.

  그러나 과로와 스트레스, 부적절한 생활습관이나 혹은 바이러스 등이 강력하게 작용하게 되면 편도의 면역기능이 저하되거나 오작동을 일으키게 되고 결과적으로 감염이 일어나서 편도선염으로 발병하게 됩니다. 더 나아가서는 2차 감염을 통해 전신으로 광범위하게 파급되어 나타나는 것입니다. 그 때문에 편도를 강화하고 조절해 가는 것이 중요합니다.

처치

편도 처치(기침이나 가래가 나오는 경우는 태계太溪를 사용), 점막 소염처치(비경脾經·폐경肺經을 사용). 후계後溪와 신맥申脈에 유침합니다.

기관지염

개요

기관지염은 바이러스와 세균, 물리적·화학적 자극이나 혹은 알레르기 등에 의한 기관지의 염증을 말합니다. 한편 지속적인 기침을 동반한 담痰이 2년 이상 계속되면서 다른 명확한 질환이 없으면 만성 기관지염이라고 부릅니다. 이것은 급성에서 이행된 것이 아니라 별도의 질환입니다.

임상포인트

- 기침과 가래痰를 주소증으로 하는 질환은 단순하게 호흡기만을 대상으로 접근해서는 치료되지 않습니다. 신腎·폐肺가 중심이 되는 수분대사를 정상으로 회복시키는 것을 통해서만 질환의 치료가 가능해집니다.
- 기도계氣道系의 병일 때, 활맥滑脈이 뛰고 있는 경우가 때때로 있는데 활맥滑脈은 점막의 염증과 담痰을 나타내는 것이라고 할 수 있습니다.
- 완고한 기침을 멎게 하는 것은 C7을 중심으로 하는 대추혈大椎穴 주위 4점의 시구施灸를 하고, 액하점腋下點(평전씨십이반응대平田氏十二反應帶에서 폐구肺區에 해당됨)과 옥당玉堂에 피내침을 붙이면 효과가 있습니다.

처치

편도 처치, 부신 치치, 비경脾經의 상구商丘·음릉천陰陵泉, 폐경肺經의 경거經渠·척택尺澤, 심포경心包經의 간사間使·곡택曲澤에 자침합니다.

기관지천식

개요

기관지천식은 기관 및 기관지가 각종 자극(집먼지, 스트레스 등)에 대한 반응이 항진되어 기도氣道의 협착과 반복적 호흡곤란, 천명(쌕쌕거림) 등의 증상이 나타나는 질환입니다.

임상포인트

- 천식은 장기간 기관지가 수축하여 기도가 좁아진 상태에서 발생하는 발작성의 질환이라고 생각됩니다. 근래에는 기도점막에 평상시에도 염증이 존재하고 있는 병태이면서 외부의 자극(집먼지, 대기오염, 스트레스, 심한 운동 등)에 대해 과민하게 반응하는 것으로 보고 있습니다(기도과민성항진).
- 이 때문에 천식은 반드시 유침해야 합니다. 일반적인 유침시간인 15분~20분으로는 안 되고 두 배쯤 시간을 늘려서 유침하면 서서히 증상이 좋아지게 됩니다.

처치

태계太溪·척택尺澤에 20분~40분 유침하고, C7~T4에 대한 횡V자추간자침을 시행합니다. 백호魄戶·고황膏肓에는 피내침도 가능하고, 근긴장 완화처치도 시행합니다.

06

소화기과

과민성장증후군

개요

기질적인 이상은 없고 정신적 스트레스 등에 의해 장관腸管의 운동항진이나 저하가 발생되어 설사나 변비, 복부팽만감 등의 대변배출이상과 복통이 만성적으로 생기는 질환을 말합니다.

임상포인트

- 이 질환에서는 경골외연의 협소가 자주 나타나거나 중맥中脈(위기胃氣)이 약해집니다. 소화기질환에서는 위기胃氣의 맥을 개선시키는 것이 최우선입니다.
- 복강내에 염증이 있으면 반사적으로 복벽이 긴장하면서 뭉치거나 경결이 나타나는 경우가 있습니다.

처치

위기胃氣 처치, 편도 처치, 자율신경조정 처치(외네이블4점, 위중委中·비양飛揚·곤륜崑崙), C7·T1·T2에 대한 횡V자추간자침.

간기능장애

개요

침구치료로 효과를 보는 간기능장애는 간종대肝腫大나 일부 만성간염입니다. 간기능 검사수치가 확연하게 개선된 예가 아주 많이 있습니다.

임상포인트

- 간염의 감별이 중요합니다(간염의 90%는 바이러스성으로 알려져 있습니다).
- A형 간염: 경구로 감염되고 잠복기간은 1개월 정도이며 발열의 빈도는 높은데, 구토, 권태감, 황달(급성기)이 나타나며 보통은 1~2개월에 치료가 됩니다.
- B형 간염: 혈액으로 감염(수혈, 주사 등)되는데, B형간염에는 두 가지의 특징이 있습니다. 하나는 일과성감염이라는 것이고, 다른 하나는 만성화된다는 것입니다(면역기능이 약한 사람은 바이러스가 간肝에 정착하게 됩니다. 또한 엄마가 HBs항원 보균자이면 자녀에게도 증상이 나타나게 됩니다).
- C형 간염: 혈액으로 감염(수혈, 주사 등)됩니다. 이 C형 바이러스는 바이러스의 외측 표면항원단백이 점차 변해버린 것이기 때문에 이 바이러스를 공격하는 중화항체neutralizing antibody가 작동하지 못하여 지속적인 감염으로 이어지면서 만성화되기 쉬운 특징이 있습니다. C형 간염은 침구치료의 부적응증입니다.

- 좌측 천추天樞와 우측 계륵부季肋部, 행간行間, C3(횡격신경phrenic nerve)의 우측 바로 아래가 뭉쳐 있고 압통이 있는 경우는 간실肝實 경향을 나타내고 있는 것입니다.

처치

- 간울혈: 찬죽攢竹, 사죽공絲竹空, 풍지風池, C3의 우측 바로 밑.
- 간문맥울혈: 좌측 회양會陽과 우측 대장수大腸兪(간종대나 간염에 효과가 좋음. 60페이지 참조) 혹은 우측 부류復溜, 우측 누곡漏谷, 우측 척택尺澤, 우측 극문郄門, 우측 소해少海.
- 간기능저하: 대돈大敦 · 음곡陰谷 · 곡천曲泉 · 여구蠡溝 · 간수肝兪.

07

대사 · 내분비과

당뇨병

개요

당뇨병은 췌장pancreas으로부터 분비되는 인슐린의 분비 저하에 의해 만성적으로 고혈당 상태가 지속되는 것을 말합니다.

임상포인트

- 당뇨병에는 두 가지 타입이 있는데, 인슐린 의존형(1형)은 유전적 요인으로 인해 10~20대에 발병하는 경우가 많습니다. 일본인의 5% 정도에서 발병한다고 알려져 있습니다.
  다른 하나는 인슐린 비의존형(2형)인데, 이것은 생활습관병으로 나이가 들면서 발병률이 증가하는 경향이 있습니다. 2형이 바로 침구치료의 적응증이 됩니다.
- 당뇨병의 맥은 우측 관상關上의 침沈부위(비脾)가 비교적 약하게 느껴

지는 맥입니다.

처치

- 급성기(6개월 이내): 조해照海 · 유부兪府 · 중봉中封 · 태백太白 · 극문郄門 · 천유天牖 · 곡지曲池 · 열결列缺에 20분간 유침하고, 또한 같은 곳에 뜸도 뜹니다. 다만 사람에 따라 뜸을 떠서는 안 되는 경우도 있습니다.
- 만성기: 편도 처치, 요양관腰陽關 · 관원수關元兪 · 방광수膀胱兪 · 신수腎兪 · 비수脾兪 · 척중脊中 · 간수肝兪 · 격수膈兪 · 음릉천陰陵泉 · 장문章門을 취혈합니다. 피내침은 비수脾兪에 붙이고 뜸은 적절하게 선택하면 됩니다.

08

비뇨기과

방광염

개요

방광염은 세균(대장균 등)이 요도를 거슬러 들어와 방광에서 증식하여 발병하는 것이 일반적입니다. 그 외에 편도 등으로부터의 2차 감염에 의해 방광염이 되는 경우도 있을 수 있습니다. 또한 반복해서 생기는 비세균성 방광염도 있습니다.

임상포인트

- 방광염은 여성에게 다발하고 하복부수술 경험이 있는 사람이나 내장하수형內臟下垂型인 사람 등에 자주 발생합니다.
- 알레르기 체질이나 갱년기의 자율신경·내분비실조로 인해 발생하는 비세균성 방광염도 있습니다.
- 복부의 반응으로는 대부분 중극中極이나 대혁大赫에서 압통을 확인할

수 있습니다. 급성인 경우에는 하복부에 근육성 구련拘攣이 나타나는 경우가 있습니다.

처치

- 중봉中封 · 곡천曲泉에 보침을 하고 행간行間에 사침을 합니다. 지음至陰 · 족통곡足通谷에 보침을 하고 곤륜崑崙에 사침을 하며 척택尺澤에 작탁자침을 합니다. 피내침은 중극中極에 붙이고, 여구蠡溝와 요수腰兪에 뜸을 뜹니다. 이러한 일련의 처치는 급성에도 대응 가능합니다.
- 조해照海와 척택尺澤에 20분간 유침시키고, 여구蠡溝에 여러 장 뜸을 뜨며, 중극中極에 피내침을 붙입니다.

전립선염 · 전립선비대증

개요

전립선염은 요도에서 침입했던 세균이 전립선을 감염시켜 염증을 일으키는 질환입니다. 요도 등에서 통증이나 배뇨통이 나타나고, 잔뇨감, 발열 등의 증상이 나타납니다. 젊은 사람에게도 발병하는 경우가 있습니다.

한편 전립선비대는 전립선이 부어 커지는 것인데, 나이가 들어감에 따라 남성호르몬과 생체조절호르몬의 밸런스가 붕괴되어 비대된 것이 요도를 압박하여 소변이 잘 나오지 않거나 잔뇨감이 남아서 지장을 초래하는 상태를 말합니다.

임상포인트

- 전립선비대는 빈뇨 · 하복부불쾌감 → 배뇨곤란 · 잔뇨감 → 요폐尿閉로 진행되어 갑니다. 요폐尿閉까지 되지 않았다면 침구치료의 적응증

이 됩니다.

- 간경肝經은 비뇨기·생식기계에 관여하고 있기 때문에 전립선에 염증이 있을 때는 반드시 간경肝經의 화혈火穴인 행간行間에 압통이 나타납니다. 이런 이유로 기수혈氣水穴 처치를 사용하여 염증을 억제시키게 됩니다.
- 전립선은 골반부의 자율신경계인 하하복신경총inferior hypogastric plexus(S2~S4)의 지배를 받고 있습니다. 따라서 팔료혈八髎穴을 깊이 찔러서 작탁하는 것이 중요합니다.

처치(공통)

- 중봉中封·곡천曲泉·지음至陰·풍시風市·대추大椎·천유天牖·수삼리手三里에 작탁자침하고 뜸을 뜹니다. 특히 곡천曲泉에 다장구多壯灸를 합니다.
- 조해照海·척택尺澤에 20분간 유침합니다. 곡천曲泉에 작탁보침을 하고, 차료次髎·중료中髎·하료下髎·외요수外腰兪(요수腰兪의 외방外傍으로 2cm)에 2~3cm 자입 후 작탁합니다. 조해照海, 척택尺澤, 곡천曲泉(다장구)에 뜸을 뜹니다. 중극中極에 피내침을 붙입니다.

09

부인과

월경이상

개요

월경이상은 월경주기나 출혈량의 이상 및 그것에 동반되는 초조함, 두통, 월경통 등이 발현되면서 정상월경상태의 범위를 넘어서는 질환을 말하는 것입니다.

임상포인트

- 월경은 자궁만 관여하고 있는 생리현상이 아니라 시상하부, 뇌하수체, 난소, 자궁이 모두 협력하여 발생하는 생리현상입니다. 이러한 부위 중에 어느 한곳이라도 문제가 생기면 월경이상(생리불순, 부정출혈, 무월경 등)이 발생하게 됩니다.
- 체질적으로 난소기능이 약한 사람에게 발생하는 월경이상은 환경의 변화와 스트레스에 기인하는 경우가 많이 있습니다. 따라서 편도, 자

율신경·내분비와 관계가 밀접하기 때문에 이러한 것을 강화시키는 것이 중요합니다.

- 여구혈蠡溝穴은 간경肝經에 속하고, 주로 부인과·비뇨기·생식기·간질환과 관계 깊은 혈입니다. 특히 점막의 염증에 효과가 있습니다. 다장구多壯灸가 매우 효과가 좋습니다.

처치

- 월경불순: 삼음교三陰交·내관內關, 편도 처치, 차료次髎·대장수大腸兪·신수腎兪.
- 부정출혈: 태백太白·음릉천陰陵泉·혈해血海·충문衝門·척택尺澤.

갱년기장애

개요

갱년기는 난소기능이 쇠퇴하기 시작하여 소실되는 시기에 해당되는데, 일반적으로는 40대 후반에서 50대 후반을 가리키는 경우가 많지만 개인차가 큽니다.

이 시기는 난소호르몬(특히 난포호르몬인 에스트로겐)의 분비 저하가 시작되어 월경이상이 일어남과 동시에 여러 가지 신체적·정신적인 증상이 나타나게 됩니다. 이때 발생되는 부정수소不定愁訴(상기, 안면홍조, 초조, 발한, 냉증, 두통, 어깨결림, 동계, 피로감, 불면, 우울증 등)를 갱년기장애라고 부릅니다.

임상포인트

- 갱년기장애의 맥상으로 자주 나타나는 것이 세긴삭맥細緊數脈입니다. 난포호르몬의 분비 저하에 의해 혈관은 수축되고 부신수질호르몬은

항진하게 됩니다.

- 그 외에는 세침지맥細沈遲脈도 나타납니다. 전신적 순환장애가 나타나고 부신피질호르몬의 만성적 분비 저하가 나타나게 되어 만성 증상이 나타나게 됩니다.
- 복증으로는 어혈이나 간문맥울혈이 나타나는 경우가 있습니다. 때때로 내장하수에서처럼 복벽이 전반적으로 연약하고 복압이 저하되어 있는 경우도 있습니다(특히 복부수술 경험자에게 나타납니다).

처치

조해照海, 유부兪府, 천유天牖, 수삼리手三里에 20분간 유침합니다. 어혈, 두부어혈이 있으면 이 처치를 시행합니다. 현기증에는 축빈築賓과 귀의 현기증점(이침혈의 뇌점, 훈점)에 피내침을 붙입니다(129페이지 참조). 허리·다리의 냉증에는 대장수大腸兪·요양관腰陽關·상선上仙 및 팔료혈八髎穴의 반응점에 구두침灸頭鍼을 시술합니다.

10

이비인후과

편도염

개요

구개편도palatine tonsil, 인두편도pharyngeal tonsil 등과 같은 인두부의 림프 조직을 총칭하여 편도라고 합니다. 편도는 인두의 입구를 둘러싸고 있어서 발도이어 인두고리waldeyer throat ring•라고도 불립니다. 주로 구개편도에서 생겨난 염증을 편도염이라고 하고, 인두편도의 비대가 아데노이드입니다.

임상포인트

- 급성편도염에서는 구개편도가 붉게 붓고 발열과 권태감이 생깁니다. 그 반응점이 바로 천유天牖입니다.

• 발도이어 인두고리: 목과 목구멍에서 고리처럼 둘러싸고 있는 편도와 아데노이드를 포함한 림프조직군을 일컫는다.

- 편도염을 계기로 하여 편도 이외의 장소에 2차적으로 질환이 발병하는 편도병소감염증으로는 IgA신증, 장척농포증掌蹠膿疱症, 만성담마진, 사구체신염, 신우신염, 네프로제증후군, 관절류마티스, 아킬레스건염, 심내막염, 간염, 담낭염, 충수염, 포도막염, 미열微熱 등이 있다고 정의되어 있습니다(가타우라 아키카쓰形浦昭克, 《두 가지 얼굴을 가진 장기 편도와 편도질환》). 임상적으로는 더 많은 질환이 편도병소감염증에 포함될 수 있지 않을까 생각됩니다.

처치

천유天牖 · 대추大椎 · 수삼리手三里(곡지曲池) · 조해照海(부류復溜, 태계太溪, 축빈築賓으로도 가능), 숭골崇骨(경외기혈. C6와 C7의 사이).

비염

개요

비염이라 하더라도 몇 가지 종류로 구분됩니다. 우선, 급성비염이라는 것은 바이러스와 세균이 코의 점막에서 감염을 일으켜 염증이 생겨난 것을 말하는데, 속칭 코감기라는 것입니다.

만성비염은 급성비염에서 이행되는 것과 그 외의 원인으로 인하여 비강鼻腔에 있는 비갑개鼻甲介의 점막이 부은 탓에 공기의 통기가 나빠지거나 코막힘이 심해진 상태를 말합니다. 알레르기비염은 별칭으로 비과민증鼻過敏症이라고도 부르며, 코의 점막에서 항원과 IgE항체가 반응하여 발생되는 질환인데, 반복되는 발작성 재채기, 콧물, 코막힘 증상이 나타납니다.

임상포인트

- 비염은 모두 점막에서 일어나는 증상입니다. 따라서 점막에 관여하고 있는 비경脾經과 폐경肺經을 사용하게 됩니다.
- 알레르기비염에는 계절성 꽃가루알레르기(계절성 알레르기비염)와 1년 내내 발생하는 통년성通年性 알레르기비염이 있습니다. 일반적으로 전자의 알러지원은 꽃가루이지만, 후자는 주로 집먼지나 진드기 등입니다.

처치

- 비염 공통: 비경脾經·폐경肺經의 기수혈氣水穴, 상성上星·신회顖會·풍지風池·구허丘墟, 편도 처치. 비폐鼻閉일 때는 족통곡足通谷을 사용합니다.
- 알레르기: 요수腰兪·명문命門·척중脊中·근축筋縮·지양至陽·거궐수巨厥兪·신주身柱·도도陶道를 사용하고, 꽃가루알레르기(화분증)일 때는 내네이블4점에 피내침은 필수입니다. 요수腰兪·명문命門·척중脊中·신주身柱·풍지風池·상성上星·신회顖會에 뜸을 뜹니다.

11

피부과

대상포진(헤르페스)

개요

수두에 처음 감염되었을 때에 수두 바이러스가 지각신경절에 잠복하게 됩니다. 그리고 과로와 스트레스나 면역이 저하되었을 때 바이러스가 다시 활성화되어 지각신경이 분포하는 범위의 피부에 동통을 동반하는 띠 모양의 발진을 일으킵니다.

임상포인트

- 맥은 긴맥緊脈이나 현삭맥弦數脈을 띠고 있는 경우가 많고 실증實證을 나타냅니다.
- 편도염에 의한 2차 감염으로 대상포진이 유발되는 경우도 있는데, 면역기능을 강화하기 위해서는 뜸을 뜨는 것이 필요합니다.

처치

편도 처치가 기본입니다. 헤르페스 증상은 늑간신경이나 삼차신경 등에 많이 발생하게 됩니다. 전신에 증상이 있는 경우에는 발병한 부분이 관련된 수족의 삼음삼양경三陰三陽經의 기수혈氣水穴(주로 양경陽經)에 작탁자침과 뜸을 해야 합니다(91페이지 참조).

맺음말

"산에 나무를 심으면 바다에는 산물産物이 많이 생긴다."

이 말은 전국적으로 들을 수 있는 속담입니다.

무슨 말이냐 하면 너도밤나무, 호두나무 등의 낙엽이 부엽토가 되어 풍부한 미네랄을 함유하고 있다가 비 등에 의해 물과 섞여서 물길을 따라 내려가게 되고 결국 바다에 도달하게 되는데, 이것이 바다의 플랑크톤에 영양을 공급하고 다시 물고기가 이 플랑크톤을 먹이로 섭취하게 됩니다. 이것이 바로 나무가 풍부한 영양분이 되어 바다의 산물産物을 생기게 한다는 것입니다.

나가노식 치료도 흡사 이것과 같습니다. 눈앞에 발생한 증상을 제거하기 위해서 그것을 유발하게 하는 요인을 찾아야 한다는 것입니다. 그 요인으로는 이 책에서 설명하였듯이 다섯 가지이고, 그것에 대한 처치가 삼림의 부엽토가 되는 것입니다.

이 부엽토라고 하는 영양분을 찾아냈던 선친을, 저는 곁에서 임상을 함께하면서 21년 동안 지켜봤습니다. 선친은 일을 마치고 집으로 돌아오면 서재에만 틀어박혀 새로운 처치법을 만들기 위해서 악전고투를 하셨습니다. 선친의 영향인지 모르지만 저도 책 읽는 것을 싫어하지는 않았는데, 고등학교 2학년 때에 접하게 된《일본인과 유대인》이라는 책은 충격적이었습니다. 이 책을 쓴 사람은 필명이 이자야 벤 다산(본명 야마모토 시치헤이山本七平)이라는 사람으로, 그 후에 나의 가치관이나 사상의 형성에 큰 영향을 주었으며, 여러 가지 일이나 사물을 객관적으로 보는 시각과 다양한 측면으로 생각할 수 있는 능력 등 많은 것을 일깨워주었습니다. 이를 통해, 임상에서 환자와의 대화나 사람과의 커뮤니케이션, 세미나에서의 교재를 만드는 것에서도 도움을 크게 받았습니다.

서양의학은 항상 진화하고 있습니다. 따라서 저는 나가노식 치료를 침구전통의학의 장점을 중시하면서도 한편으로는 과학적 사고의 축적을 바탕으로 하는 처치법으로 확립시키고 진화시켜 가고 싶은 바람을 가지고 있습니다.

마지막으로 이 책이 세상에 나올 수 있었던 것은 나가노식 임상연구회의 하세가와 고로長谷川吾朗 씨, 오노 도모후미大野倫史 씨를 비롯한 여러 강사님들의 많은 협력 덕분이고, 또한 사진이나 도해를 만들어서 보내준 이와시마 신고岩島信吾 씨의 도움 덕분입니다. 도움을 주신 모든 분들에게 감사를 드립니다. 한편 수강생 여러분들의 협력이 없었다면 이 책은 나오지 못했을 것입니다. 수강생 여러분에게도 큰 감사를 드립니다. 그리고 이도노니혼의 편집부 여러분들에게도 감사의 마음을 전합니다.

2015년 8월 길일에
자택에서 떨어진 서재에서

참고문헌

長野潔 著,《鍼灸臨床 30年의 軌迹》(醫道の日本社)

長野潔 著,《鍼灸臨床 新治療法의 探究》(醫道の日本社)

王叔和 著,《脈經》(たにぐち書店)

小曾戸丈夫 · 浜田善利 著,《意釋八十一難經》(築地書館)

小曾戸丈夫 · 浜田善利 著,《意釋黃帝内經素問》(築地書館)

小曾戸丈夫 · 浜田善利 著,《意釋黃帝内經靈樞》(築地書館)

李時珍 著,《奇經八脈考》(東洋學術出版社)

元 滑壽 著,《診家樞要》(世論時報社)

藤田六朗 著,《鍼灸醫學=漢方醫學》(個人出版)

木村愛子 著,《새로운 中國의 奇穴》(たにぐち書店)

山延年 著,《脈法手引草》(醫道の日本社)

伊藤隆 著,《解剖學講義》(南山堂)

藤田恒太郎 著,《人體解剖學》(南山堂)

A. 세플러, S. 슈미트 著,《몸의 構造와 機能》(西村書店)

F.H. 마티니 外 著,《컬러 人體解剖學》(西村書店)

《南山堂醫學大辭典》(南山堂)

成都中醫學院 外 編著,《中醫漢方醫語辭典》(中國漢方)

長濱善夫 著,《東洋醫學概論》(創元社)

仙頭正四郎 著,《標準東洋醫學》(金原出版)

西山英雄 著,《漢方醫學의 基礎와 診療》(創元社)

間中喜雄 著,《鍼灸臨床醫典》(醫道の日本社)

本間祥白 著,《難經의 研究》(醫道の日本社)

代田文誌 著,《鍼灸眞髓》(醫道の日本社)

川合重孝 · 川井正久 著,《中國脈學과 瀕湖脈學》(たにぐち書店)

田邊達三 著,《血管의 病》(岩波書店)

久慈直太郎 著,《産婦人科臨床을 위하여》(金原出版)

小林寛道 著,《運動神經의 科學》(講談社)

岩井寛 著,《森田療法》(講談社)

山田慶兒 著,《中國醫學은 어떻게 이루어졌는가?》(岩波書店)

寺下謙三 總監修,《標準治療》(日本醫療企劃)

下條文武 編,《메디컬노트 症候를 알 수 있다》(西村書店)

形浦昭克 著,《두 가지 얼굴을 가진 臟器, 扁桃와 扁桃疾患》(南山堂)

丸山昌朗 著,《鍼灸醫學과 古典의 研究》(創元社)

三浦於菟 著,《東洋醫學을 알고 있습니까?》(新潮社)

河合隼雄 著,《마음의 처방전》(新潮社)

菊地臣一 著,《腰痛을 둘러싼 상식의 허구》(金原出版)

東洋療法學校協會 編,《臨床醫學總論》(醫齒藥出版)

찾아보기

용어

차

카 / 타

파

하

알파벳

찾아보기

경혈 · 기혈